AL RESCATE DE TU NUEVO YO

INGRID MACHER

Al Rescate de Tu Nuevo Yo
¡Comienza la transformación de tu figura ya!
Por Ingrid Macher

http://Adelgaza20.com/

Relevo Legal y Términos De Uso: El autor ha querido presentar el contenido más completo y preciso posible. Sin embargo, no podemos dar ninguna clase de garantía. El autor no se hace responsable por errores, omisiones o contradicciones sujetas a interpretación.

Al Rescate de Tu Nuevo Yo es un libro escrito única y exclusivamente como fuente de inspiración, motivación e información. El contenido no debe utilizarse como recurso sustituto de las evaluaciones y/o recomendaciones de su médico o nutricionista.

La información proporcionada en este libro no es un substituto para el consejo, ya sea de su médico o su nutricionista personal. El contenido es sólo para fines informativos, no pretende ser un substituto de consejo médico profesional, diagnóstico o tratamiento. Siempre busque el consejo de su médico u otro proveedor de salud calificado con cualquier pregunta que usted pueda tener respecto a cualquier condición médica. Nunca ignore los consejos médicos Este libro no recomienda ni respalda ninguna prueba médica específica, así como tampoco recomienda médicos, productos, o procedimientos. Su uso y dependencia en cualquier consejo o información obtenida en este libro es bajo su propio riesgo y responsabilidad.

Primera publicación: Diciembre 2013
Publicado en los Estados Unidos De Norteamérica

Querido Dios, este libro es producto de la inspiración y fuerza que me has dado a través de todos estos años. Quiero dedicártelo porque gracias a ti, que me diste una segunda oportunidad para vivir, mi vida cambió y volví a nacer con más fuerzas para servirte y empezar esta misión de hacer un mundo más saludable y feliz.

Quiero dedicarte este libro a ti, mujer hermosa, que con tus mensajes y palabras de aliento a través de las redes sociales, correos electrónicos y YouTube haces que me motive cada día más y me comprometa contigo a llevarte de la mano en esta búsqueda de volver a rescatar a esa mujer divina que vive dentro de ti. Quiero decirte que mientras nos mantengamos unidas y concentremos nuestras fuerzas y fe jamás nos daremos por vencidas y nuestras ganas de ser más saludables y felices triunfarán ante todo.

¡Te quiero y recuerda que mi abrazo fuerte siempre está aquí para ti!

Ingrid Macher

Agradecimientos:

¡No hay palabras que expresen la bendición tan grande que has sido en mi vida! Cuando pensé que ya no había esperanzas para poder salir de la vida tan pesada y solitaria en la que vivía, apareciste tú, mi hermoso ángel, mi alma gemela, mi compañero y esposo que llegaste para rescatarme a mí y a Paula, y para enseñarme que existe un mundo lleno de posibilidades. Jeff, con tu amor y enseñanzas hiciste de mí la mujer que soy hoy en día. Te doy gracias por tu inmenso amor, tu apoyo y tu compromiso con nuestra familia. ¡Eres el amor de mi vida! Y tu fuerza me acompaña cada día para ser mejor. Sin ti nada de esto sería posible.

A mis dos bellas hijas Paula y Mía, quiero darles las gracias por cada sonrisa, por cada palabra de aliento y porque son mis mejores porristas. Con su amor siempre están iluminando mis días y llenándome de fuerzas para salir al campo de batalla, lista para triunfar.

A ti papito, porque gracias a tu sacrificio y tu arduo trabajo pudiste darnos una vida llena de felicidad. Tus enseñanzas y tu ejemplo siempre han sido mi modelo para ser una mujer honesta y humilde. Gracias por existir y por ser mi inspiración.

A ti, mami preciosa, te doy gracias por tu sacrificio y porque a pesar de tus limitaciones físicas siempre fuiste una mujer valiente. Dios nos ha dado una lección a ambas y nos ha dado el regalo más preciado para sanar nuestras heridas y empezar una vida nueva: el perdón.

¡Te amo! Gracias por mostrarme que siempre hay maneras de alcanzar lo que queremos si en verdad nos lo proponemos.

Finalmente, quiero agradecer a todos los que me han abierto las puertas de su casa para llevar mis mensajes a través de los medios y me han impulsado para continuar con esta misión de amor y salud. A todos los productores, periodistas, fotógrafos y amigos especiales que se han unido a esta travesía en especial a ti Dániza Tobar por confiar en mí y dejarme ser parte de tu libro *SOS Mamá Soltera* y por ayudarme a editar el mío. Gracias por tu cariño y confianza.

Contenido

¡ESPERA! ANTES DE CONTINUAR ¡TENGO UN REGALO ESPECIAL PARA TI! 1

INTRODUCCIÓN: BIENVENIDO AL NUEVO "TÚ" 3

MI HISTORIA 6

1. ENEMIGO #1: LA NEGATIVIDAD 13

2. ¡NO MÁS EXCUSAS! 27

3. NUTRICIÓN: BARRIGA LLENA, CORAZÓN CONTENTO 39

4. ANTOJOS... ¡CUIDADO! 65

5. BEBE, BEBE, BEBE 89

6. ABDOMEN PLANO, ¡URGENTE! 107

7. ¡ACTIVA TU METABOLISMO! 119

8. ENGAÑA A TU MENTE... ATRÉVETE CON ESTOS TRUCOS 133

9. ¿CÓMO EMPEZAR? 139

10. MANOS A LA OBRA: ¡COMIENZA LA TRANSFORMACIÓN DE TU FIGURA YA! 149

11. LA FÓRMULA DE ALIMENTACIÓN DE TU "NUEVO YO" 173

12. DECISIONES INTELIGENTES 201

13. MANTENTE ACTIVO 207

14. CÓMO HACER DE ESTO UNA TRANSFORMACIÓN DE VIDA PERMANENTE 213

15. TESTIMONIOS: HISTORIAS DE TRANSFORMACIÓN 215

16. ACERCA DE LA AUTORA 225

¡Espera! Antes De Continuar

¡Tengo Un Regalo Especial Para Ti!

Quiero agradecerte y felicitarte por querer tomar control de tu salud.

Estoy segura de que este libro cambiará tu vida, al igual que cambió la mía.

Y como agradecimiento especial me gustaría regalarte este libro electrónico de recetas de Jugos Adelgazantes Y Revitalizadores Para Una Vida Saludable que puedes obtener en:

www.JugosParaRebajar.com

Introducción: Bienvenido al Nuevo "Tú"

¡Felicitaciones por tomar la decisión de cambiar tu vida!

¡Bienvenido a tu "nueva persona"!

Acabas de tomar el primer y más importante paso para bajar de peso y mantenerte sano. Estoy aquí para decirte que... ¡PUEDES CAMBIAR TU VIDA!

Hacer cambios para toda la vida puede intimidarte y parecer imposible, ¡pero no lo es! En realidad es bastante fácil. Lo sé, porque lo he hecho.

Hola, me llamo Ingrid Macher. Soy la propietaria y fundadora de **Adelgaza20.com.** Comencé este negocio como un pasatiempo, pero después de ver los rostros felices, eufóricos, sorprendidos y emocionados hasta las lágrimas de tanta gente maravillosa que he ayudado a través de los años, supe que esto es lo que quería hacer por el resto de mi vida.

Soy dueña de mi propio negocio, entrenadora de salud holística y entrenadora personal certificada, motivadora de salud, madre de dos hermosas niñas y tu mejor aliada. He pasado años aprendiendo lo que funciona y lo que no funciona en materia de control de peso y recuperación de la salud. Y hoy, estoy muy feliz de poder compartir contigo mis secretos, ¡de cómo perdí 50 libras en 90 días, y cómo he podido mantenerme a través de los años sin volver atrás!

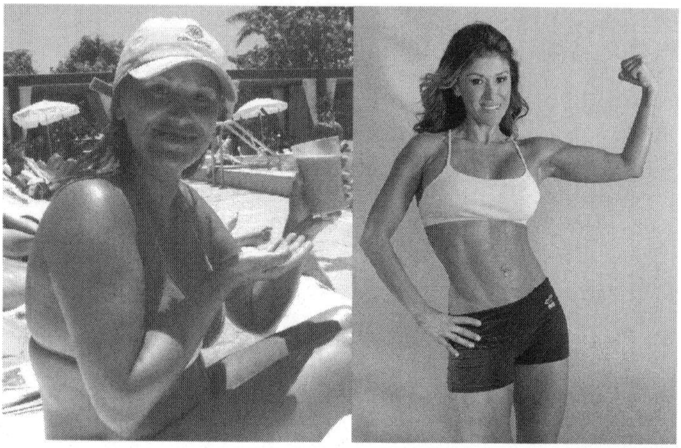

Si alguna vez has querido bajar de peso, ésta es tu oportunidad y ésta es tu guía. Te aseguro que si sigues estos consejos paso a paso, también alcanzarás los mismos resultados.

Mi pasión es ayudar a las personas a cambiar sus vidas. Tú puedes ser una de ellas.

No consideres esto un régimen de dieta. Úsalo como un manual para empezar tu nuevo estilo de vida. Y recuerda, en esta travesía no estás solo.

Vamos a hacerlo juntos, ¿estás listo?

Bueno, ¡empecemos!

Mi Historia

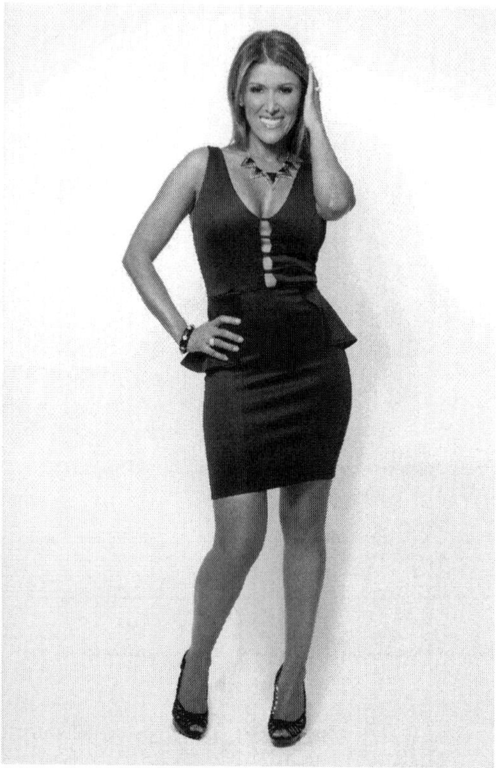

Nací en Bogotá, Colombia. Fui criada con todo el rigor de las costumbres locales y por supuesto, alimenticias. Vengo de una familia donde todas las mujeres hemos tenido que lidiar en algún momento con el sobrepeso e incluso con la obesidad. Hasta ahora, la única que ha logrado vencerlo he sido yo.

En 1992, con solo 19 años de edad, decidí emigrar rumbo a Puerto Rico. Siempre quise vivir cerca del mar. Bogotá es hermoso, pero frío y a mí me encanta la playa y el sol. La Isla del Encanto en ese momento era el lugar ideal para mí. Allí compartí con mi hermana, quien ya vivía en ese país. Estudié Comunicaciones y me gradué como Publicista de la Universidad del Sagrado Corazón. Me casé por primera vez y tuve a Paula, mi primera hija.

Nunca logré ejercer mi carrera. En un primer momento, intenté continuar estudiando, pero me divorcié y mis planes cambiaron radicalmente. Con mi hija aún muy pequeña, decidí comenzar una nueva vida en Miami. Cuando uno llega a Estados Unidos, como profesional, a veces piensa que las cosas van a ser más fáciles. Una vez aquí, te das cuenta que no es así y hay que buscar la manera de sobrevivir como sea. Estuve siete años trabajando como una madre soltera, en distintas actividades, con dos trabajos al tiempo y siete días a la semana. Mi vida no era fácil.

El 2004 la vida me cambió por completo. En el elevador del edificio donde vivía conocí a Jeff Macher, el amor de mi vida. ¡Mi alma gemela! En un mes estábamos de novios y tres meses más tarde me pidió matrimonio. Hasta ese momento, el trabajo me obligaba a mantenerme en forma, siempre bronceada y muy delgada. Sin embargo, la luna de miel y un buen pasar económico llenó mi vida de dulces momentos y amargos excesos.

Nos mudamos a Las Vegas a empezar nuestra familia. Las cosas económicamente nos iban de maravillas, así es que compramos una mansión y durante varios años me dediqué a vivir la vida que no había podido tener antes. Dejé de trabajar, empecé a viajar a los lugares más exóticos del mundo y a comer de todo. Poco tiempo después salí en embarazo de mi segunda hija, pero con esta gran bendición también vinieron nuevas pruebas para mí.

Mi salud empezó a deteriorarse, el sobrepeso y la mala alimentación comenzaron a traer consecuencias. A mis seis meses de gestación, desarrollé una enfermedad llamada asma. Un asesino silencioso que mata a millones de personas en el mundo entero. Los ataques se hicieron constantes y mi cuento de hadas empezó a desvanecerse ante mis ojos. Recuerdo muy bien que al séptimo mes de embarazo, durante una noche de Navidad, el asma me jugó una mala pasada. Me encontraba sola con mi madre, pues mi esposo había viajado a visitar a mis suegros. Era una tradición el pasar Navidad juntos, pero ese año desafortunadamente por mi condición de salud me fue imposible viajar. Dios sabía que debía quedarme en casa pues algo más terrible hubiese podido suceder.

Como a las 10:00 p.m. comencé a toser sin parar. Mi respiración era nula y cada vez se me hacía más difícil hablar. Mi pobre madre, angustiada, hacía todo lo que podía. Sinceramente, pensé que mi vida llegaba al final, pero no me desalentaba. Le pedía a Dios con toda intensidad que me hiciera aguantar hasta que mi esposo regresara. Así pase la noche, angustiada y enferma, pero con la esperanza de que todo estaría bien al día siguiente. Finalmente, la madrugada se acercó y pude comunicarme con Jeff. Él pudo notar la gravedad de mi asunto, así es que se embarcó en el primer avión que pudo y logró llegar a casa en tres horas con la novedad de que casi ya no podía ni hablar. Tenía un ataque de asma tan fuerte que mi cara se estaba poniendo morada. De inmediato, me llevó al hospital y allí fui reanimada en la sala de emergencias.

Logré sobrevivir y después de pasar casi dos meses en cama y con medicamentos, finalmente nació mi hija. Una bendición de Dios. Sin embargo, tengo que confesar que a pesar de toda esta experiencia, seguía sin darme cuenta que era necesario que recuperara mi salud ni cómo debía hacerlo.

Las malas noticias seguían llegando y de un día para otro lo inesperado sucedió...

La Llamada de Alarma

En momentos en que la economía arrasó con todo, especialmente en Estados Unidos, mi esposo y yo nos vimos totalmente afectados. De la noche a la mañana, pasamos de tenerlo todo a despertamos un día ante una nueva realidad. Descubrimos que teníamos que empezar de nuevo y fue así que decidimos regresar a la Florida.

Cuando mi esposo y yo comenzamos a reunirnos con viejos amigos, sus expresiones faciales cuando me volvían a ver después de algunos años lo decían todo. No podían disimular su asombro y me lo dejaban saber sin pelos en la lengua. "Wow, ¡cómo has cambiado! Estás un poco rellenita", me comentaban. Esos comentarios fueron una sorpresa muy desagradable para mí. Hasta ese momento sentía que lo tenía todo para ser feliz y lo había disfrutado, al punto que me olvidé de cuidarme.

Fue ahí cuando empecé a darme cuenta que necesitaba cambiar mi vida y ser más saludable.

¡La Nueva Yo!

El estigma del "Sur de la Florida" de lucir bien estaba de vuelta, me dio la bienvenida y también la motivación que necesitaba para generar el cambio en mí. Pero no fue una tarea fácil. Después de probar decenas de métodos para perder peso, sin resultados positivos, decidí investigar y armar mi propio programa, que se ajustara a mis necesidades.

Mi primer paso fue crear las vías de motivación, luego un plan de ataque y ejecutarlo. Saqué fotos antiguas de cuando era delgada, decidí utilizarlas como herramientas para motivarme y volver a ser la mujer feliz y atractiva que siempre había sido. También compré un par de "jeans" en el tamaño más pequeño en que había estado antes de casarme. Los colgué a la entrada del armario, como recordatorio de que ése era el tamaño al que debía regresar. Esto y algunas otras cosas me ayudaron a ser la persona que soy el día de hoy.

Después de tres meses de dedicación y disciplina logré coronar mi meta y volví a ser la mujer saludable y confiada que siempre había sido. No sólo recuperé la figura que tenía en mi juventud, sino que también logré controlar drásticamente mi asma y nunca más volví a tomar medicamentos.

Mi Motivación

El cambio de vida me entusiasmó a tal punto que decidí certificarme como entrenadora personal, entrenadora de salud y nutrición holística. Con esta información, empecé animando a mis amigas cercanas, enseñándoles a tomar control de sus vidas y ser más saludables. Pronto descubrí que ésta era mi vocación. Mi pasión por motivar a otros era tan grande y contagiosa que sin darme cuenta, empecé a ayudar a completos extraños, que hoy en día son mis amigos también.

Amo lo que hago y el solo hecho de poder llevar un mensaje positivo y poder educar a otras personas me llena de satisfacción. Con la ayuda de Dios, mi meta es enseñar a la gente a tener una vida saludable, más activa y sobretodo, a entender de verdad que nada es imposible de alcanzar, que pueden conseguir cualquier meta que se propongan si la actitud es la adecuada.

Hoy, he tenido la fortuna de ser calificada como una de las expertas en salud, ejercicios y nutrición más destacadas no sólo en el mercado hispano, pues decenas de revistas americanas especializadas utilizan mis consejos para columnas y artículos.

Miles y miles de personas me consultan a diario desde distintos países a través de Twitter, Facebook o mi página Web. Es por eso que quiero invitarte a que tú también seas parte de mi familia y a que te unas en mi misión de hacer de este mundo uno más saludable y feliz.

Me puedes encontrar a través de:
Facebook: http://facebook.com/Adelgaza20
Mi Blog: http://Adelgaza20.com/
Twitter: http://twitter.com/Adelgaza20
Instagram: http://Instagram.com/Adelgaza20
Youtube: http://Youtube.com/QuemandoYGozando

Mi programa que abarca todo lo que necesitas: http://QuemandoYGozando.com/

¿Estás listo para cambiar tu vida?

¡Déjame ayudarte a recuperar tu confianza! ¡Sígueme y obtendrás consejos diarios y secretos sobre cómo tú también puedes tomar control de tu vida!

¡No hay nada imposible, tú puedes hacerlo! Aquí voy a estar para ayudarte a alcanzar todas tus metas.

Así es que… ¡Comencemos!

CAPÍTULO 1

Enemigo #1: La Negatividad

¿Cómo Me Deshice del Enemigo #1 Que Me Impedía Perder Peso?

Hoy, vamos a hacer algo de historia y retroceder en el tiempo.

Hablemos de qué pasaba conmigo antes de que pudiera perder peso y lograra encontrar la fórmula para mantenerme.

Cuando tenía sobrepeso, siempre cometía el mismo error una y otra vez. Un error que me costó grandes esfuerzos y me impedía progresar en mi lucha contra las libras extras.

Lo más probable es que tú también estés cometiendo el mismo error. Así es que la información que estoy a punto de compartir contigo puede hacer que tu recorrido sea más fácil y productivo.

El error que estaba cometiendo era que siempre llenaba mi cabeza de pensamientos negativos.

Permitía que las ganas de renunciar a todo se apoderaran de mis pensamientos. Mi estómago era más grande de lo que quería. Pero en vez de enfocarme en la dieta y en mis ejercicios, lo que hacía era seguir pensando en lo infeliz que era. Dejé que mi mente se llenara de todos esos pensamientos negativos.

"¡Tengo una barriga gigante! ¡Nunca lograré obtener el abdomen plano que tanto quiero!", me decía. La triste realidad es que así era. Porque siempre y cuando siguiera pensando de esa forma, jamás le iba a dar a mi cuerpo ese impulso que necesitaba para cambiar esas cosas.

Si sólo me enfoco en mi estómago flácido, mi mente solo va a escuchar esas palabras "estómago flácido" y va a aceptar que ésa es la realidad.

¡Básicamente, sin darme cuenta, le estaba diciendo a mi cuerpo que se mantuviera gordo!

Como verás, antes de que puedas tomar el control de tu cuerpo, tienes que primero tomar el control de tu mente.

La mente es algo poderoso. Pero tienes que pensar en ésta como si fuera un niño pequeño. Tienes que controlar a todo lo que se expone. ¿Dejarías que un niño de tres años se quedara viendo películas de terror? No, porque todas esas imágenes se le quedarían grabadas en su mente y le daría mucho miedo al dormir.

Tienes que tratar a tu subconsciente de igual manera. Si lo expones a todos esos pensamientos negativos, se va a "asustar" y sólo se va a enfocar en esos pensamientos. Pero si le das algo positivo en que enfocarse, tu mente se unirá a tu cuerpo para ayudarte a lograr tu meta.

Existen dos maneras para hacer esto.

Primero: Deja de rodearte de gente negativa

Si te rodeas de gente que se la pasa quejándose, eventualmente se te va a pegar. Especialmente si se quejan de sus cuerpos.

Si tienes una amiga que te cuenta lo mucho que detesta sus "brazos flácidos", lo natural es que comiences a hablar de las cosas que no te gustan de ti. Pero eso no es efectivo, porque todo lo que haces es reforzar las áreas que no te gustan de tu cuerpo. Así es que reconoce a la gente negativa y aléjate de ellos.

Segundo: Crea el hábito de cambiar todos los pensamientos negativos por pensamientos positivos

Enfócate siempre en lo bueno. Si es un día lluvioso, no te quejes, piensa que es una oportunidad para ver una buena película. Si estás "muy gordo", piensa que perderás más peso en menos tiempo. Así lo apreciarás más.

Básicamente, por cada pensamiento negativo encuentra uno positivo. Cuando lo hagas parte de tu rutina, ¡estarás entrenando a tu mente en darte ese cuerpo esbelto que siempre has deseado!

Ésa es la llave para perder peso casi sin esfuerzo.

Logra que tu mente haga todo el trabajo pesado por ti

Cuando tu mente y tu cuerpo están compaginados, los ejercicios se hacen más fáciles, los antojos desaparecen y comienzas a quemar más grasa sin darte cuenta. Nosotros somos el reflejo de nuestros pensamientos, nuestro cuerpo no tiene otra opción más que seguir lo que nuestra mente pone en marcha.

¿No me crees? Prueba esto:

La próxima vez que te sientas de mal humor, quiero que sonrías. Sé que probablemente es lo último que querrás hacer y, a lo mejor te parece algo tonto, pero no importa, sólo quiero que trates. Oblígate si es necesario, pero sigue sonriendo y espera a que la magia suceda, porque sucederá.

Todo se reduce a la conexión entre la mente y los músculos. Nuestro cerebro ha sido entrenado durante toda nuestra vida, para asociar una sonrisa con un buen sentimiento ¡no conoce otra cosa!

Así es que cuando te obligas a sonreír, sin importar como te estés sintiendo, tu cuerpo no tiene más opción que producir las emociones que le siguen a la sonrisa. Nuestra mente ha sido entrenada para eso, sonríes y asume que estás de buen humor y trabaja arduamente para que así sea.

Es por esto que a lo largo de tu desafío para perder peso, vas a comenzar cada día con una sonrisa. Cada día debe ser una celebración para ti. Estás vivo y con la habilidad de sonreír.

Sé la diferencia que esto le dará a tus resultados. Cuando comencé mi desafío de perder peso, tomé la decisión de no ser como las demás personas que se permitieron fracasar. No iba a fingir un estado positivo, simplemente no daría lugar para la negatividad.

Los pensamientos feos sólo nos conducen a cuerpos igualmente feos

Es una realidad triste pero la mayoría de las personas que deciden perder peso se dan por vencidas antes de lograr sus metas. La verdad es que muchas de ellas no tenían la posibilidad de tener éxito. Estaban condenas desde antes de comenzar. ¿Por qué? Esto se debe a que no enfrentaron el desafío con la mentalidad correcta, se enfocaron en las cosas a las que debían renunciar en lugar de todos los beneficios que obtendrían en el proceso. Estaban de mal humor cuando no podían comer sus comidas favoritas, que al fin y al cabo, son las mismas comidas que los han traicionado por años, las comidas que les han robado su energía natural, que les han llenado de kilos tóxicos.

Al ir al gimnasio lo hacían con flojera, con ganas de terminar rápido los ejercicios. Su mente se dio por vencida mientras su cuerpo hacia el ejercicio. Esto no te va a pasar a ti, tú quieres este cambio y para que tu sueño se haga realidad, debes llenar tu mente de pensamientos positivos y no dejar que la negatividad te influya.

¡Espíritu Arriba!

Mantener una actitud positiva es un paso vital para tu éxito. ¡No sabes cuánto! Por eso no me canso de repetirlo y siento que nunca es suficiente.

Cuando piensas en cosas grandes, lograrás cosas grandes. Tan pronto como renuncies mentalmente o te desanimes, comenzarás a dar pasos hacia atrás.

A veces los resultados que obtienes no son los que querías, o quizás los esperabas en un nivel muchísimo mayor. Es posible que también estés frustrado por el ritmo en que estás viendo los resultados. Todas estas son razones, dudas que te harán pensar negativamente e incluso, considerar renunciar a esta tarea.

Todos somos humanos, y a veces tendemos a perder la confianza en nosotros mismos y en nuestras habilidades. Sin embargo, tienes que entender que en el comienzo de tu jornada, CUALQUIER tipo de resultado es un buen resultado.

Trucos para mantener esa actitud positiva viva

Los libros de positivismo han jugado un papel crucial en el éxito de mi pérdida de peso. He leído todo el tiempo citas de inspiración y poemas. A veces, sólo hacer que tu mente esté fuera de lo que te molesta y vaya hacia algo positivo es todo lo que necesitas para ponerte de pie nuevamente.

Un truco que adopté fue tomarme una foto de mi peso cuando empecé con mi desafío y la puse en la nevera y otra de cuando era joven y delgada que puse en el baño.

Cada vez que metía la mano en la nevera para coger algo que fuera poco saludable, tenía un recordatorio brutal de por qué no puedo comer ese pedazo de pastel de chocolate.

Cada vez que me estaba preparando para ir al trabajo en las mañanas, me cambiaba en frente del espejo y miraba qué tan cerca estaba de llegar a cuando era joven, más delgada y con esperanza de regresar a ser una nueva persona.

Se siente tan bien como se ve

Otro de mis objetivos era no botar la ropa que usaba cuando era delgada. A pesar de que esa ropa me había quedado pequeña hacía tiempo, la guarde sólo para demostrarme que podía caber en ésta nuevamente. En realidad no me importaba si la vestía o no, sólo quería saber que mi talla volvía a ser la misma.

Pero todo esto, sin un pensamiento positivo es una causa perdida. Te puedo ayudar en todo lo que pueda, pero no puedo HACER que creas en ti mismo. Si tú no lo crees, no podrás encontrar esa fuerza interior. Pero sé que la encontrarás.

Existen muchas maneras de hacer las cosas que nunca pensaste que podrías lograr. ¿Crees que yo siempre supe que podía tener este cuerpo? Una partecita de mí tenía confianza, pero la mayor parte de mí, ¡de ninguna manera!

Gracias a esa "trampa" que le hice a mi mente y lo visualicé, ¡ahora lo tengo!

¡Visualízate Sexy... Sé Sexy!

Prepárate para conocer un arma letal. De todo lo que he compartido contigo hasta ahora, lo que estás a punto de descubrir puede que sea lo más importante.

Se trata de la **visualización**, ¡es increíblemente poderosa! Es más, es la responsable de todo lo que el hombre ha inventado. Antes de crear algo, antes de hacerlo realidad, tienes que visualizarlo. Tienes que saber lo que estás tratando de crear. Tienes que mentalizarlo.

Pero atención, tu visión debe de ser clara. Mientras más claro te visualices y sepas exactamente cómo quieres verte, más real será la oportunidad de lograr tu meta.

De eso se trata, de tus metas. Convertirte en una mejor versión de ti mismo. No se trata de competir con nadie, pues eso es muestra de una mentalidad negativa, y hemos aprendido lo peligroso que esto puede ser en el capítulo anterior.

Si tienes 40 años, no es realista que trates de visualizarte como una persona de 17 años. ¡Ya no somos jóvenes, hemos crecido y tienes que aceptarlo!

Pero esto no significa que debes bajar tus estándares. No importa la edad, tú puedes desarrollar un cuerpo increíble, con mucha energía y hasta con abdominales para mostrar en la playa. Todo eso es posible. ¡Yo soy la prueba!

Sólo quiero asegurarme de que tienes tus metas claras y de que son realistas. No quisiera llevarte por el mal camino.

Ya que tenemos eso claro, vamos a hablar de cómo vas a visualizar **tu Nuevo YO** y a convertirlo en realidad.

Primero, necesitamos encontrar una meta que te inspire. Algo claro y específico que puedes imaginarte logrando. Mientras más lo veas, más lo creerás. El creerlo es todo.

Para mí, mi meta era simple…

¿Cómo un par de "jeans" me ayudaron a perder peso?

Como te habrás dado cuenta, los "jeans" fueron diseñados para mujeres en forma. Están hechos para que suban por unas piernas y traseros perfectos y luego se abotonen sin problema alguno en la cadera. Y estos pantalones le dieron otro significado al llamado "corte bajo". Viviendo en Las Vegas, en todas partes veía a mujeres usando estos "jeans" y sin duda alguna tenían los cuerpos perfectos para hacerlo.

Era una de las cosas más frustrantes que he experimentado en mi vida. ¡Quería usarlos como nunca! Pero no importaba la talla que me probara, hasta la más grande simplemente no me entraba. No importaba cuánto lo intentara, simplemente no me subían más de la mitad de mi parte trasera.

Sin embargo, no me iba a dar por vencida. Estaba determinada a entrar en esos "jeans" de corte bajo y no morir en el intento. Sabía que si lograba entrar en estos, significaba que había conseguido el cuerpo de mis sueños.

Lo digo de nuevo, si puedes visualizar tus metas, puedes lograrlas.

Así es que me compré un par y los colgué en mi armario como recordatorio, y de paso para motivarme constantemente. Cada cierto tiempo, los sacaba y me los probaba, y cada vez subían un poco más. Cada vez estaba un poco más cerca.

Después de tres meses, pude subirlos por completo y cerrar el botón.

¡Me quedaron!

No hay palabras que describan lo que sentí ese día. ¡Simplemente no tiene precio! Literalmente, lloré de alegría y fue muy divertido porque asusté a mi maravilloso esposo. El vio que lloraba y no sabía qué me pasaba. Fue luego de que me vio con los "jeans" puestos que se dio cuenta de que eran lágrimas de felicidad, me dio un abrazo y me felicitó porque en tres meses había bajado de una talla 32 en pantalones normales a una talla 26 en pantalones ajustados. Y todo lo logré porque lo visualicé y me propuse metas alcanzables.

¡Tú tienes que hacer lo mismo! Tienes que conseguir lo que sea que te motive. No tiene nada que ver con marcas, tiene que ver con tus metas y lo que tienes que hacer para lograrlas.

A lo mejor quieres ponerte un bikini. Tal vez un vestido negro ceñido al cuerpo. ¿Qué tal esa camiseta sin mangas para mostrar esos músculos? Eso lo decides tú. Pero lo que sea que escojas, cuélgalo en algún lugar de tu cuarto para que lo veas todos los días.

¡Permítete ver el futuro y verte luciendo increíble! Con una imagen clara de lo que quieres, siempre tendrás recordatorios de tus metas, y con mayor frecuencia evitarás perderte un entrenamiento o salirte de tu dieta.

Usa lo que quieres ponerte para ver tu progreso. No tienes que obsesionarte. No debes probártelo todos los días, pero busca un momento razonable. Por ejemplo, pruébatelo cada tres semanas.

Por supuesto que no te quedará a la primera, a lo mejor ni siquiera luego de varios intentos. Pero mientras avanzas, te acercarás más a tu meta.

Cada vez que esos "jeans" entren un poco más, habrás obtenido un gran logro, algo que debes celebrar. Antes de lo esperado, ¡te quedarán y te verás increíble! El ser consistente nunca falla.

CAPÍTULO 2

¡No Más Excusas!

Definitivamente cuando aún no estamos 100% convencidos de algo, no lo hemos visualizado y no estamos con la actitud positiva adecuada, siempre hay una excusa que impide que podamos hacer ese cambio tan necesario en nuestras vidas, en especial, cuando se trata de cambios para mejorar nuestra salud. Pero tienes que entender que poniendo excusas en tu cabeza, te estás afectando a ti mismo.

En el momento en el que dejé de poner excusas y decidí educarme bien sobre un estilo de vida saludable, adopté cambios, y por primera vez, vi resultados y vi que mi cuerpo poco a poco se iba convirtiendo en el que yo quería tener.

Aquí algunas de esas excusas más comunes que están saboteando el cambio en ti:

1. **No tengo tiempo ni energía para hacer ejercicios:** Es importante que recuerdes que comer saludable y hacer ejercicios aumentará increíblemente tus niveles de energía. Lo que significa que no sólo tendrás energía para hacer todo lo que tienes que hacer durante el día, sino

que, te sobrará para realizar otras actividades. Si eres de esas personas a quienes le pesa hacer la mayoría de las cosas que tiene que hacer en su día, debes comenzar a hacer ejercicios en forma urgente. Te prometo, ¡no te arrepentirás!

2. **No quiero dejar de ver a mis amigos por estar a dieta:** Los amigos siempre encuentran una razón para salir y celebrar con una cena. A la hora de salir a cenar con ellos, no les digas que no, simplemente, escoge una de las opciones saludables del menú. Actualmente la mayoría de los restaurantes ofrece una sección saludable en su menú que incluye comidas horneadas, a la parrilla o a la plancha y que no están llenas de harina.

3. **No quiero dejar mis comidas favoritas:** ¡Qué tristeza el sólo hecho de pensar en que no volverás a probar esa rica torta de chocolate que tanto te gusta! Te tengo buenas noticias, tener una dieta saludable no es tan malo como piensas. Resulta que, ¡no tienes que dejar estas comidas por completo! Comer este tipo de comidas de vez en cuando, te puede ayudar a quemas más grasa. Hacer una dieta que incluya alimentos saludables e integrales durante toda la semana, te permite tener una comida de premio una vez a la semana.

4. **No quiero ir al gimnasio porque me avergüenza hacer ejercicios frente a otras personas:** La realidad del caso es que cuando estás en el gimnasio, ¡a nadie le importa lo que estás haciendo! Todos están tan concentrados en hacer su rutina y hacer bien sus ejercicios para verse mejor, que ni cuenta se dan que estás ahí. Pero si te incomoda tanto, no lo tienes que hacer. Simplemente, haz ejercicios en casa. Puedes hacer rutinas "quemadoras de grasas", utilizando el peso de tu propio cuerpo y hacer sentadillas, cuclillas y estocadas.

5. **Las comidas saludables son muy caras:** No tienes que ser millonario para disfrutar de comidas saludables. La comida chatarra te tendrá buscando más de comer a menos de una hora de haber comido. Sin embargo, si comes proteínas magras y alimentos llenos en fibra, aunque sean un poco más costosos te llevarán a comer menos, pues te mantendrán satisfecho por más tiempo.

Cuando se trata de perder peso y de llevar una vida saludable, tenemos que tener mucho cuidado con las decisiones que tomamos. Piensa que cada mala decisión que tomes va a retrasar tu llegada a la meta. Así es que, ¡olvídate de las excusas! Te aseguro que cada día se hará mucho más fácil continuar.

15 Mitos Sobre Los Ejercicios y la Nutrición

Tal como te debe haber pasado a ti, en mis primeras batallas buscando bajar de peso y mantenerme encontré todo tipo de información. Leía sobre la "nueva fórmula para obtener el peso ideal" y ahí estaba yo, comprándola y siguiendo al pie de la letra las indicaciones. Y nada. Luego veía por televisión "las pastillas milagrosas sin dieta, sin ejercicio"... o "la faja mágica"... o la máquina para hacer ejercicios... o la "dieta x"... En fin, todo lo que aparecía llegaba a mis manos y el resultado era el mismo. ¿Te parece algo conocido?

¡Cuántas cosas escuchamos y leemos sobre nutrición y ejercicios! Unos dicen que hagas esto y otros dicen que no. Pero, ¿quién dice la verdad? Todos somos diferentes y algunas opciones funcionan mejor en unos cuerpos que en otros. Pero hay muchas otras cosas esenciales dentro de una vida saludable que funcionan igual para todos.

Aquí he enumerado algunos de estos mitos que nos confunden y no nos permiten obtener los resultados que queremos.

Mito #1: Mientras menos comidas tenga al día, más se baja de peso.

Realidad: Cuando no alimentas tu cuerpo con los nutrientes que éste necesita, tu metabolismo reduce su velocidad. El comer varias veces al día en porciones pequeñas, hace que tu metabolismo se mantenga funcionando y acelerado para quemar calorías cuando no estás comiendo. Así es que, ¡no saltes ninguna comida!

Mito #2: Hay que pasar horas y horas en el gimnasio.

Realidad: No se trata del tiempo que pases en el gimnasio, realizando alguna actividad física en casa o al aire libre, sino de la calidad del ejercicio. Busca rutinas que trabajen la mayor cantidad de músculos posibles al mismo tiempo y que puedas realizar en 20 minutos. ¡Y ya!

Mito #3: Mientras menos calorías, mejores resultados.

Realidad: El consumir pocas calorías lo que hace es retrasar el proceso para perder peso, pues desacelera el metabolismo. Deja de contar calorías y permite que tu metabolismo se mantenga activo comiendo más en porciones más pequeñas.

Mito #4: La cantidad de horas que duermo no afecta el peso.

Realidad: Mientras menos duermes, menos te moverás al día siguiente. Lo que significa que estarás quemando menos calorías ese día. Si quieres quemar la mayor cantidad de calorías posibles, asegúrate de dormir por lo menos ocho horas cada noche.

Mito #5: Las comidas bajas en azúcar y carbohidratos como sacarinas y edulcorantes permiten rebajar más.

Realidad: Estudios han demostrado que las comidas que dicen que son bajas en calorías, en sacarinas y que contienen edulcorantes son las que más engordan, pues hacen que comas más y aumentes la ansiedad por lo dulce.

Mito #6: Si una dieta no funciona, lo lógico es probar con otra.

Realidad: No perderás peso si continúas saltando de dieta en dieta. Lo que hará es que te frustrará todavía más y mal acostumbra al cuerpo que se pierde con tantos cambios y sin la adecuada nutrición.

Mito #7: En el caso de las mujeres, ejercitarse con pesas hace lucir como un hombre.

Realidad: Esto sólo sucede si se utiliza demasiado peso y si se pasa demasiadas horas en el gimnasio. También tendrías que comer enormes cantidades de comida para conseguir que los músculos crezcan como los de un hombre.

Mito #8: Las máquinas son más efectivas que las pesas libres.

Realidad: La verdad es que las máquinas están hechas para hombres y a las mujeres se nos hace un poco difícil manejar algunas de éstas. Las pesas libres nos dan la libertad y el equilibrio que necesitamos.

Mito #9: No es necesario ejercitarse todos los días.

Realidad: Aunque no estás obligado a hacerlo, si te ejercitas por lo menos una hora todos los días es mejor. Quemas más calorías, tonificas tus músculos y tienes más energía durante toda la semana.

Mito #10: Si sudo es que estoy fuera de forma.

Realidad: Sudar significa que eres una persona atlética, que tu cuerpo está trabajando a la máxima velocidad y estás botando toxinas.

Mito #11: Tomar agua hace engordar.

Realidad: El agua no aporta calorías. Al contrario, ayuda a frenar el apetito y a dilatar al estómago para estimular el reflejo de saciedad. Además, si no tomas agua, te deshidratas y tu cuerpo deja de funcionar como corresponde. Tu metabolismo reduce su velocidad. Bebe por lo menos ocho vasos de agua al día, mantendrás tu cuerpo funcionando como debe y, si bebes agua bien fría quemarás aún más calorías.

Mito #12: Los abdominales son los mejores ejercicios para bajar la barriga.

Realidad: Los abdominales no están diseñados para sacar la grasa, solo para tonificar. Haz ejercicios de alta intensidad que involucren los abdominales y otras partes de tu cuerpo. Te aseguro que tendrás ese abdomen como un lavadero.

Mito #13: Correr es mejor que ca

Realidad: Da lo mismo correr que camin diferencia es la rapidez con la que lo haces. Pero con cualquiera de las dos quemas la misma cantidad de calorías.

Mito #14: Las proteínas hacen crecer el músculo.

Realidad: Los batidos de proteínas ayudan a tus músculos a recuperarse después de una rutina de ejercicios.

Mito #15: El pescado azul, el aguacate y las nueces están llenas de grasa.

Realidad: Si están llenas de grasa pero son las grasas buenas, las que nuestro cuerpo necesita y nos ayuda a combatir la grasa mala en el cuerpo.

¡Olvídate de la Balanza!

Tengo amigos que me dicen todo el tiempo que están desanimados porque no están perdiendo peso.

Mi primera pregunta para ellos es, "¿cómo lo sabes?".

Me miran por un segundo como si tuviera tres cabezas, "porque todavía peso lo mismo," me responden con arrogancia. ¡Y me río de sus respuestas!

Trato de informarles de lo mentirosas que son las balanzas o escalas de peso. Pesarás más por la noche después de haber comido bien todo el día y haber hecho ejercicios por una hora, que en la mañana.

Esto no significa que aumentaste de peso. La escala se verá afectada dependiendo de la hora en que comas y hasta de la cantidad de agua que tu cuerpo retenga. Incluso en el caso de las mujeres, durante "la regla" o período menstrual (esa visita tan agradable que tenemos una vez al mes), el cuerpo tenderá a pesar un poco más.

¿Sabes lo que te estoy diciendo? No determines tu éxito en cuánto pesas. Las libras no tienen mucha credibilidad cuando se trata de perder peso. ¿Suena extraño? Sigue leyendo y entenderás lo que quiero decir.

Pulgadas versus Libras

La mejor manera de saber si estás perdiendo peso o no es a través de la ropa.

Si sientes que tus pantalones entran un poco más fácil, estás en buen camino. Si finalmente puedes cerrar la cremallera de ese vestido, ¡bien por ti! Así es cómo debes determinar el éxito de la pérdida de peso.

De igual forma, si tus pantalones se sienten un poco apretados, eso significa que tienes que cambiar algo en tus hábitos alimenticios o rutina de ejercicios. Tal vez no hayas perdido nada de peso de acuerdo a la escala, pero si tu ropa te queda mejor o estás más flexible, has perdido pulgadas.

¡Las pulgadas menos son las mejores aliadas para motivarte cada día!

Las pulgadas menos que vamos notando en nuestra cintura, caderas, pecho, etc. son un marcador mucho más efectivo y estimulante que una balanza. Por eso, otro truco que me ayudó en mi proceso fue tomarme fotos cada tres semanas con un traje de baño para poder ver el progreso de mi cuerpo. Y cada vez que veía grandes resultados, me sentí mucho más motivada y, ¡seguía adelante!

Lo que pensemos importa

También necesitas medir el éxito por tus sentimientos. Sí, escuchaste correctamente, simplemente presta atención a lo que sientes.

Tal vez, desde que comenzaste esta travesía de perder peso, has optado por tomar las escaleras cuando caminas hacia el trabajo. ¡Muy bien! Probablemente, fue un poco difícil al principio, perdiste el aliento y tal vez tus piernas te estaban matando de dolor al día siguiente. Estos son los efectos normales para volver a estar en "el juego". Después de un par de semanas, fuiste capaz de subir las escaleras con facilidad. Esto es una victoria pequeña que necesitas contar.

Date crédito y ten en cuenta las pequeñas victorias que logres. No seas tan duro contigo mismo. Si eres muy duro contigo mismo, tu confianza bajará. Estoy muy familiarizada con ese concepto. Una vez mi actitud cambió, ¡mi cuerpo también lo hizo!

CAPÍTULO 3

Nutrición: Barriga Llena, Corazón Contento

¡Ríete todo lo que quieras, pero te digo esto porque me encanta la comida! Soy una de esas personas que pruebo una deliciosa comida y no paro de sonreír.

Y precisamente porque me gusta tanto la comida, quiero aclarar su mala reputación.

¡LA COMIDA NO ES TU ENEMIGA!

¡Es asombrosa, deliciosa, divertida, estimulante, diversa y mucho más! La comida es la fuente que unifica y es la esencia de donde recibimos todos los nutrientes que necesitamos para tener más energía.

La razón por la cual las personas siempre le echan la culpa a los alimentos por su peso es porque escogen los alimentos equivocados al momento de comer. Dejemos esto en claro; no todos los alimentos son creados de la misma manera. Todo depende de lo que comes, cómo y cuándo lo comes.

Hacer Dieta Jamás Te Dará El Cuerpo De Tus Sueños

Puedo imaginar tu cara de espanto al leer este título. Pero te cuento que estoy a punto de evitarte una frustración innecesaria. Si tienes 10, 20, 30 o más libras que perder y quieres eliminarlas de una vez por todas, entonces es importante que prestes mucha atención a lo que te voy a decir, porque la respuesta no es tan obvia como crees. Si fuera obvia, entonces ya hubieses perdido las libras que tienes de exceso y no sería necesario que leyeras esto. Pero la realidad es que sigues luchando contra tu peso y NO es tu culpa.

La razón por la que sigues en la batalla contra el peso es porque cuando se trata de perderlo y mantenerte, **¡Las Dietas No Funcionan!**

Entiendo si esto te parece una locura. Es todo lo contrario a lo que te han dicho: "si quieres perder peso tienes que comer menos. Y para perderlo, ¡todo lo que tienes que hacer es disminuir la cantidad de calorías que ingieres en un día!"

Esa teoría suena bastante simple, ¿no? Pero si alguna vez has hecho dieta, sabes que eso nunca funciona.

Quieres perder peso rápido, así es que disminuyes la ingesta de alimentos y al principio, sí funciona. Estás llevando a tu cuerpo al límite, para que rebaje. Rebajas un poco, no es la gran transformación que buscabas, pero ¡es un comienzo!

El único problema es que tu cuerpo es muy inteligente, se adapta rápido y odia los cambios. Le importa más mantenerte vivo que ayudarte a verte bien en bikini. Una vez que se da cuenta que está recibiendo menos comida y que tiene menos energía (la cual viene de las calorías), comienza a ahorrarla, reduciendo la velocidad de tu metabolismo.

Así es que aunque estés consumiendo menos calorías, ahora también estás quemando menos calorías. Es aquí cuando caes en un sinfín de frustraciones. La balanza deja de "funcionar", tu ropa comienza a apretarte, tú progreso se detiene y no sabes cómo hacerlo de nuevo.

¿Qué puedes hacer? Prácticamente estás matándote del hambre así es que comer menos, no es una opción. Como ya estás comiendo tan poco, no tienes la energía necesaria para hacer más ejercicios. Estás atrapado, sin salida y es sólo cuestión de tiempo antes de que te agotes, pidas ayuda y vuelvas a comer como antes.

Estudios realizados muestran que cuando las personas dejan de hacer dieta terminan engordando de nuevo, lo cual es deprimente, ¿no? Esto empeora cuando se privan de una nutrición apropiada, y comienzan a destruir su metabolismo. Una vez que consumen las calorías de nuevo, ¡engordan aún más!

Yo he pasado por este círculo vicioso en más ocasiones de las que quisiera recordar. Es más, me duele recordarlo, porque si tan sólo hubiese sabido lo que ahora sé, me hubiese evitado toda esa frustración.

Existe una manera de eliminar todo ese exceso de libras, sin pasar hambre. Puedes llegar a tener un abdomen plano y tonificado sin nunca sentirte privada de tus comidas favoritas. Lo creas o no, puedes tener el cuerpo de tus sueños sin hacer "dieta". Existe una manera de lograr perder peso mientras disfrutas de ricas y saludables comidas que necesitas para satisfacer tu hambre.

Una vez que descubrí cómo hacerlo, mi vida cambió para siempre. Es por eso que deseo hablarte de los diferentes alimentos y sus conceptos para que estemos claros y puedas entender sus beneficios.

Cárgate Con Proteína

Cuando de perder peso se trata, la proteína es una de las herramientas más poderosas que debes tener en tu arsenal.

Es un nutriente esencial que tu cuerpo utiliza para mantener cada una de sus células. Aparte del agua, la proteína forma la mayor parte de tu cuerpo por peso (tenemos alrededor de un 16 % de proteína en nuestro cuerpo). Es el elemento esencial que compone nuestros huesos, sangre, piel, músculos, cartílagos, cabello y uñas.

La proteína se utiliza para construir y reparar tejidos, manteniéndonos sanos y permitiendo que nos recuperemos del entrenamiento. Nos hace más fuertes y nos ayuda a desarrollar ese músculo delgado, sexy y en forma que nos hace ver ¡geniales!

Ahora que sabemos lo que hace, vamos a hablar de cómo vamos a incluirla en nuestro plan alimenticio.

Las proteínas están hechas de compuestos llamados aminoácidos. Hay 22 tipos de aminoácidos y tu cuerpo los necesita todos para funcionar de manera apropiada. Estos aminoácidos se separan en dos grupos: esenciales y no esenciales.

Los ocho aminoácidos esenciales no pueden ser producidos por nuestro cuerpo. Así que necesitamos proporcionárselos con la comida.

Los 14 aminoácidos no esenciales se producen en nuestro cuerpo, siempre y cuando se los proporcionemos con los nutrientes correctos.

Ambos grupos son importantes. Son tan importantes que en tu nuevo plan alimenticio vas a consumir alimentos ricos en proteína, ¡en cada comida!

Existen dos tipos de proteína: completa e incompleta. Completa significa que contiene los ocho aminoácidos esenciales. Las incompletas son a las que le falta uno o más aminoácidos.

La mayor parte del tiempo, fuentes completas de proteínas provienen de los productos animales. Por esta razón, la gente se refiere a ellos como "proteína animal". Fuentes de proteína completa incluyen:

- Carne
- Pescado
- Pollo y pavo
- Huevos
- Yogur griego, yogur blanco o natural
- Polvo de proteína de suero o más conocida como Whey

Muchas de estas fuentes contienen un alto nivel de grasas. Cuando se trata de la proteína animal, prefiero consumir las magras, que incluyen pollo, pescado, pavo, yogur y huevos. Pero hay momentos en que incluyo proteínas con más grasa como carnes rojas, ya que necesitas grasa en tu dieta (lo explicaré en el próximo capítulo).

Ahora, tenemos las proteínas incompletas. Estas son conocidas como proteínas vegetales, ya que la mayoría proviene de los vegetales. Como dije antes, a éstas les hace falta uno o más aminoácidos, pero ¡no quiere decir que no sean importantes!

Algunas fuentes de proteína incluyen:

- Arvejas
- Frutos secos
- Frijoles
- Garbanzos
- Lentejas
- Semillas de girasol y calabaza
- Guisantes
- Quínoa
- Semillas de Cáñamo

Para crear las proteínas completas, aquí hay varias combinaciones que he descubierto que funcionan muy bien:

- Granos con legumbres (almendras y garbanzos)
- Granos con lácteos (yogur griego y pistachos)
- Legumbres con semillas (lentejas y semillas de calabaza)
- Frutos secos con legumbres (maní y garbanzos)
- Lácteos con semillas (yogur griego y semillas de girasol)

Una vez que hayas decidido las combinaciones que más te gustan, vas a incluirlas en todas tus comidas. Las proteínas, además de ayudar a crear y reparar nuestros músculos, ayudan a deshacerte de la grasa quemando calorías, ya que a tu cuerpo, le toma mucha energía digerirlas. Aunque sólo contienen cuatro calorías por grano, ¡tu cuerpo quemará el 30 % de estas calorías sólo en el proceso de la digestión!

Las proteínas te llenan tanto, que no necesitas comer mucho para sentirte satisfecho. Por eso es importante consumir proteínas a menudo. Llenarnos con pocas calorías nos permite bajar de peso sin sentirnos hambrientos. Así es que asegúrate de consumir proteínas en cada comida.

Ahora tenemos los carbohidratos, los cuales aprenderás que no son tan malos como los hacen ver.

No Elimines Los Carbohidratos Tan Rápido

Cuando de perder peso se trata, siempre hay mitos que se propagan como el fuego y se vuelven tan conocidos a nivel mundial que la gente los cree. Uno de los mitos más poderosos es que tienes que evitar los carbohidratos a toda costa. Con toda esa propaganda sobre dietas bajas en carbohidratos, nos hacen ver que engordaremos ¡sólo viendo un pedazo de pan!

Bueno, estoy aquí para decirte que no es verdad y que eliminar los carbohidratos de tu dieta es una medida extrema. Como ves, los carbohidratos son la fuente principal de nutrientes para tu cuerpo. Tu cuerpo utiliza carbohidratos como un recurso de energía. Cuando digieres los carbohidratos, tu cuerpo los descompone en glucosa. Esta glucosa es utilizada por tus células, tejidos y todos tus órganos, almacenándose en tu hígado y músculos hasta que la necesites.

En definitiva, necesitas consumir carbohidratos en tu dieta. Sin ellos, no tendrás la suficiente energía que necesitas para disfrutar de tus rutinas de ejercicios.

Lo que la mayoría de la gente no sabe es que...

¡No Todos Los Carbohidratos Son Iguales!

Para poder recibir los beneficios de cada carbohidrato, tienes que comer el indicado a la hora correcta. A continuación te explico las razones.

Los carbohidratos se dividen en dos grupos: simples y complejos.

Los carbohidratos simples proporcionan una explosión de energía. Están hechos de azúcar llamada glucosa que tu cuerpo utiliza para la energía. Desafortunadamente, no nos proporcionan ningún nutriente vital. Muchos carbohidratos simples se encuentran en comidas que han sido procesadas y refinadas.

Los carbohidratos simples suben tu nivel de azúcar ya que se digieren rápidamente. Esto hace que tu cuerpo libere la insulina, para eliminar todo el azúcar liberado en el torrente sanguíneo. La rápida liberación de insulina hace que el azúcar se almacene como grasa.

Algunos ejemplos de comidas que contienen carbohidratos simples:

- Jugos de Frutas
- Leche y Productos Lácteos
- Yogur
- Azúcar común de mesa
- Sirope
- Caramelo
- Pastel/Ponqué/Torta
- Harinas Blancas (Pasta, Pan, Arroz, Alimentos Horneados)
- Refrescos y Gaseosas: Coca Cola, Pepsi, Sprite, etc.
- La mayoría de los cereales de caja

¿Cómo puedo evitar los azúcares añadidos?

Una manera de evitar estos azúcares es leer la lista de ingredientes en las etiquetas de los alimentos.

Busca estos ingredientes como azúcares agregados:

- El azúcar moreno
- Edulcorante de maíz
- El jarabe de maíz
- Dextrosa
- Fructosa
- Concentrados de jugo de fruta
- Glucosa
- Jarabe de maíz de alta fructosa
- Azúcar invertido
- Lactosa
- Maltosa
- Jarabe de malta
- Melaza
- Azúcar en bruto
- Sacarosa
- Azúcar
- Jarabe

Otros consejos para evitar los azúcares añadidos son:

- Elige agua en lugar de sodas azucaradas.

- Elige 4 onzas de jugo 100 % natural o sea (1/2 taza) de jugo en lugar de una bebida de frutas artificial.
- Elige un pedazo de fruta para el postre, en vez de una torta con azúcar añadida.
- Elige cereales que no contienen azúcares o contienen menos añadidos como la avena cruda.

Los carbohidratos complejos

Estos incluyen pan integral, vegetales y legumbres (lentejas y frijoles). Estos recursos son los que proporcionan una energía más constante y prolongada, permitiéndote mantener tus niveles de energía estables y tu cuerpo satisfecho por más tiempo. También contienen un mayor número de nutrientes y minerales que los carbohidratos simples.

Pero este grupo de carbohidratos complejos puede ser dividido aún más. Hay dos tipos de carbohidratos complejos: almidonados y fibrosos.

Los carbohidratos almidonados

Estos carbohidratos consisten en almidón, que es descompuesto por el cuerpo y se convierte en azúcar simple. Varios ejemplos de estos carbohidratos incluyen:

- Arroz Integral
- Pan Integral
- Pan de Avena
- Pan Centeno

- Papas/patatas, camote, boniato
- Trigo integral
- Guisantes como lentejas, garbanzos
- Frijoles/ habichuelas
- Cereal integral de avena
- Cebada integral
- Avena
- Musli
- Cuscús
- Bulgur (trigo partido) o cereales de grano entero
- Salvado de trigo
- Alforfón
- Mijo
- Quínoa
- Triticale

Si quieres utilizar los carbohidratos almidonados como fuente de energía. Deberías de comerlos en el desayuno y almuerzo para proporcionarte la energía necesaria para el resto del día. Lo malo de comer carbohidratos almidonados es que contienen muchas calorías. Debes evitarlos en la tarde y noche para que el azúcar no se almacene como grasa.

El segundo tipo de carbohidratos complejos: carbohidratos fibrosos

Estos carbohidratos deberían componer la parte más importante de tu rutina alimenticia. Están llenos de nutrientes y son bajos en calorías. Lo que significa que puedes comer MUCHO más o hasta que estés satisfecho (a cualquier hora del día) y sin preocuparte de engordar.

Algunos ejemplos de carbohidratos fibrosos:

- Manzanas
- Apio
- Ciruelas
- Albaricoques
- Pepino verde o cohombro
- Ciruelas Pasas
- Alcachofas
- Pepinillos encurtidos
- Rábanos
- Espárragos
- Berenjenas
- Espinacas
- Brócolis
- Toronjas/pomelos
- Fresas
- Coles de Bruselas
- Lechuga
- Hojas de nabo
- Repollo, cebollas
- Berro
- Zanahoria
- Naranjas
- Ñame/camote

- Coliflor
- Peras
- Calabacín
- Todas las frutas
- Todos los vegetales

La fibra que estas comidas contienen es sumamente importante para mantenerte delgado y saludable. El hecho de que contengan tan pocas calorías, significa que puedes comerlas en grandes cantidades para controlar el hambre.

Pero los beneficios van más allá de eso. Se ha demostrado que la fibra baja los niveles de colesterol en la sangre, previene y mejora la constipación. Funciona como el ayudante de tu sistema digestivo, destruye las toxinas y las elimina de tu cuerpo.

Ahora que sabemos esta información, vamos a consumir vegetales fibrosos en cada comida. Nuestros cuerpos nos lo agradecerán.

Y hablando de fibra…

¿Por Qué Necesito Fibra?

¿Sabías que menos de la mitad de las personas consumen la cantidad adecuada de fibra? La cantidad ideal de fibra que deberíamos incluir en nuestra dieta diaria es de 20-35 gramos. La mayoría de la gente recibe apenas menos de 14-15 gramos al día.

Obtenemos la mayor parte de nuestra fibra de alimentos tales como frutas, verduras, frutos secos, cereales, semillas y granos. La mayoría de la gente no consume una gran cantidad de alimentos ricos en fibra en su dieta diaria. Se ha demostrado que comer una dieta alta en fibra ayuda a reducir los niveles de colesterol en la sangre, mejora y previene el estreñimiento y hace más lento el proceso de digestión. La fibra reduce la velocidad con que el alimento pasa a través de nuestro sistema digestivo, por lo tanto hace más fácil para nuestro cuerpo el digerir los alimentos.

Joanne Slavin, PhD e investigadora de obesidad en la Universidad de Minnesota, dice que los estudios han comprobado que una gran cantidad de fibra en la dieta puede ayudar a regular la glucosa en la sangre y los niveles de insulina. Estas pueden ser razones por las cuales las personas con dietas altas en fibra tienden a pesar menos y son menos propensas a ganar peso a medida que envejecen. "La mejor protección es ingerir una alta cantidad de fibra. Para las mujeres se recomienda por lo menos 25 gramos diarios", dice Slavin.

Comer la cantidad adecuada de alimentos ricos en fibra puede conducir a un estilo de vida más saludable. Esto ayuda a controlar el peso, puede reducir tanto el riesgo de cáncer de colon, como el riesgo de diabetes tipo 2. También puede desacelerar la acumulación de colesterol en las arterias, y es uno de los recursos más efectivos para proteger el corazón.

Aquí están algunas excelentes fuentes para obtener algunos alimentos deliciosos con fibra:

Bran (trigo, arroz integral, avena) – Para el desayuno, come media taza de avena natural. Para añadir un poco de sabor pero sin las calorías del azúcar, agrega una pizca de canela molida. El arroz integral es siempre un gran recurso para un buen almuerzo justo antes de ir al gimnasio.

La linaza y las semillas de sésamo- Para tomar un aperitivo delicioso, le puedes añadir un poco de semillas de linaza a tu fruta y yogur.

Edamame- Estos vegetales son un tentempié rico en fibra, pero ten cuidado con el sodio. Selecciona la versión baja en sodio y disfruta de media taza entre el almuerzo y la cena.

Tomates secos (deshidratados)- Añade sabor a tus sándwiches, sofritos o el pollo con estos ricos vegetales para obtener un refuerzo de fibra extra.

Frutos secos (almendras, las nueces, los pistachos) – Estos también contienen las grasas saludables necesarias para una buena dieta. Se pueden comer con un poco de fruta o yogur para obtener las vitaminas y nutrientes necesarias en cada bocado.

Frijoles o granos- Añade al arroz integral algunos como los pintos, negros, blancos y las judías verdes. También se pueden mezclar estos granos con un poco de ajo asado, pimientos, tomates secos y hierbas para obtener una ensalada saludable y fresca, rica en fibra.

Aquí va una lista para que puedas tener una idea:

Frutas

- Guaba
- Manzana
- Pera
- Frambuesas
- Ciruelas
- Naranja
- Papaya
- Nectarina
- Plátano o banano
- Fresas
- Kiwi
- Arándanos
- Cerezas
- Toronja
- Mango
- Durazno
- Mandarina
- Melón
- Sandía
- Piña
- Pasitas
- Uvas
- Melón verde
- Moras

Vegetales

- Camote o batata
- Chicharros
- Coles de Bruselas
- Elote cocido
- Calabaza de invierno
- Alcachofas
- Brócoli
- Zanahorias
- Espárragos
- Lechuga romana
- Coliflor
- Calabacitas
- Espinacas
- Ejotes cocidos
- Betabel
- Pimientos
- Lechuga
- Tomate
- Apio
- Cebolla

Granos

- Amaranto
- Cebada negra
- Pasta Tricolor
- Cebada
- Mijo
- Quínoa
- Arroz integral
- Quínoa negra
- Cuscús
- Pasta integral

Cereales

- Avena
- Pan integral
- Pan Ezequiel 4:9 de grano germinado
- Legumbres
- Frijoles
- Lentejas
- Garbanzos
- Habas
- Edamame
- Tempeh

Nueces y semillas

- Maní
- Nueces de soya
- Almendras
- Mantequilla de maní
- Mantequilla de almendras
- Pistachos
- Semillas de girasol
- Semillas de linaza
- Semillas de chía
- Germen de trigo

No siempre es fácil incluir fuentes de alta cantidad de fibra en cada comida. Pero si se agregan alimentos con contenidos de fibra poco a poco a cada comida, rápidamente llegarás a la meta de 30 gramos diarios sin darte cuenta. Tu cuerpo se adaptará rápidamente a los beneficios de la fibra y, ¡te lo agradecerá!

Trata estos consejos para impulsar tu ingesta de fibra diaria:

- Elige frutas enteras con más frecuencia que los jugos de frutas. Ya sean frescos, congelados o enlatados, no importa, ¡todos cuentan!
- Trata de comer dos verduras con la cena.
- Mantén un tazón de verduras ya lavadas y preparadas en tu refrigerador como zanahorias, pepinos, apio para una merienda rápida.
- Haz una comida con frijoles o guisantes secos, también llamadas leguminosas, en lugar de carne.
- Elige alimentos de grano entero con más frecuencia. Echa un vistazo a los "granos integrales". Una buena guía es hacer que por lo menos la mitad de tus opciones sean granos enteros.

Ahora vamos a hablar de uno de los temas más controvertidos en materia de alimentación...

Comer Grasa No Te Hará Engordar

Otro mito que se dice por ahí es que cuando comes grasa engordas. Tal como el mito de los carbohidratos, éste ha estado saboteando la pérdida de peso de las personas por años. ¡Y no es cierto!

Bueno, ¿de qué crees que está compuesto el cerebro? A lo mejor te sorprenderás al saber que nuestros cerebros están compuestos de 2/3 de grasa, y que necesita una dosis saludable de grasa para que pueda funcionar correctamente.

Sin las grasas apropiadas en nuestra dieta, es difícil mantener un estado de ánimo saludable. Hay estudios que muestran que una dieta baja en grasa está asociada al riesgo de depresión y hasta suicidio.

Un estudio publicado en la revista *British Journal of Nutrition,* siguió a un grupo de personas a dieta que se cambiaron a una dieta baja en grasa. ¡Descubrieron un incremento de un 25 % de depresión y hostilidad!

Otro estudio conducido en el Centro Médico de la Universidad de Maryland, descubrió que la deficiencia de grasas saludables puede causar cambios en el estado de ánimo y depresión. También descubrieron que las grasas juegan un importante papel manteniendo la salud en los huesos, regulando el metabolismo y conservando el sistema reproductivo en buen estado.

Todo suena bastante importante, ¿verdad? Pero hay tantas personas que ponen su salud en riesgo por seguir los malos consejos que han leído en las revistas. En caso de que aún no hayas entendido, te voy a explicar mejor.

¡Necesitas grasa en tu dieta para mantenerte saludable!

Las grasas nos proporcionan energía y nos permiten absorber las vitaminas liposolubles A, D, E, y K. Las grasas ayudan a mejorar el cabello, piel y uñas, y mantienen nuestro estado de ánimo balanceado y nuestros cerebros funcionando correctamente.

Pero necesitas saber que no todas las grasas son iguales. Mientras las grasas saludables nos traen los beneficios increíbles de los que hemos estado hablando, las grasas no saludables pueden causar problemas en la salud.

Hay dos tipos de grasas: saturadas e insaturadas.

Las grasas saturadas son generalmente poco saludables y se encuentran en la mayoría de los productos animales y lácteos. Estas grasas se pueden encontrar en:

- Cortes de carne altos en grasa (res, cordero, cerdo)
- Pollo con piel
- Productos lácteos enteros

- Mantequilla
- Queso
- Helado
- Manteca

El colesterol alto ha sido vinculado con el consumo masivo de estas grasas. Éste nos puede llevar a sufrir un ataque al corazón, infarto y apoplejía. En este nuevo plan de alimentación, vamos a limitar el consumo de grasas saturadas.

En cambio, vas a comer grasas insaturadas. Esas son las que proporcionan todos los beneficios de los que hablamos anteriormente. La mayoría de las grasas insaturadas provienen de pescados y vegetales. Son esenciales para nuestra salud. Nuestros cuerpos no pueden producirlas naturalmente, por lo que deben de ser proporcionadas a través de las comidas que consumimos.

Estas grasas saludables tienen un papel importante en la pérdida de peso ya que nos mantienen saludables y funcionando apropiadamente.

Algunos ejemplos de dónde podemos conseguir las grasas saludables:

- Aceite de oliva, aceite de uva, aceite de girasol, aceite de maní (cacahuate), aceite de sésamo, aceite de aguacate, aceite de cártamo.
- Aguacates (palta, avocado).
- Frutos secos (almendras, manís, avellanas, nuez de macadamia, pecanas, castañas).

También se pueden encontrar en:

- Nueces de Castillas.
- Semillas de sésamo y girasol.
- Semillas de lino o linaza, semillas de chía, semillas de cáñamo.
- Pescado graso (salmón, atún, caballa, arenque, trucha, sardinas).
- Tofu.
- Calabaza, calabacín y algunos otros vegetales.

CAPÍTULO 4

Antojos... ¡Cuidado!

No podemos dejar nada al azar cuando tomamos en serio el cuidado de nuestro peso y nuestra salud. Cuando te emocionas por cambiar tu vida, ¡finalmente te decides a deshacerte de esas libras! Así es que das tu salto al "agua en la pérdida de peso".

Comienzas a hacer ejercicios y a comer saludable. Al principio, todo funciona perfectamente. Comienzas a ver resultados, tanto en el espejo como en la balanza. Pero justo cuando te comienzas a entusiasmar, pensando que finalmente rompiste la barrera y que has dejado atrás todos los sufrimientos por la pérdida de peso para siempre, es cuando asoma su horrenda cabeza.

Te preguntarás ¿de qué hablo? Estoy hablando de verdaderos monstruos conocidos como los **antojos.**

Esos demonios fastidiosos que aterrorizan a todos los que estamos a dieta, robándonos los buenos resultados. Porque una vez que "te muerden," marcan el final de tu carrera. No importa lo bien que lo estabas haciendo. No importa qué tan férrea sea tu fuerza de voluntad. No importa, ni siquiera, cuantas ganas tengas de perder peso. Una vez que esos antojos se apoderan de ti, se hace casi imposible mantener una buena alimentación.

Semanas y semanas haciendo dieta y ejercicios se arruinan con tan solo unos días comiendo helado, galletas, o cualquier otro alimento azucarado que te provoque.

Personalmente, mi gran problema eran los refrescos. No importaba lo mucho que intentara alejarme, los antojos eran tan intensos, que siempre terminaba cayendo en sus garras. Una vez que tomaba el primer trago, no había nada que me detuviera.

Me tomaba 5, 7, ¡hasta 10 refrescos al día! Consumiendo cientos—hasta miles—de calorías vacías, lo cual hizo que lo poco que había perdido haciendo dieta, lo recuperara más rápido que volverlo a decir.

Sabía que eso tenía que cambiar. Si quería lograr mis metas, tenía que encontrar la manera de evitar esos horribles antojos.

Así que presta atención, porque en las próximas líneas, vas a descubrir todo lo que necesitas saber para deshacerte de los antojos. Incluyendo las comidas "desencadenantes". Y entenderás por qué ésa es la llave para deshacerte de esas libras y medidas que tienes en exceso.

También te daré consejos y trucos que puedes utilizar cuando sientas que esos antojos están en camino, listos para atacarte. ¡Convierte ese monstruo de los antojos en un pequeño gatito que sólo hará lo que tú le digas!

¡Es hora de emocionarte! Porque una vez que pongas a trabajar estas técnicas, te van a ayudar a combatir este gran problema que tanto afecta nuestra dieta.

Alimentos Desencadenantes... O La Ruta De Los Antojos

¿Alguna vez te has sentido "vencido" por un antojo? No me refiero a "querer" comer algo en específico, me refiero a sentir que "tienes" que comerlo o morirás. ¿Cómo si no pudieras seguir con tu vida o sentirte satisfecho hasta no hacerlo?

¡Todos hemos pasado por esos momentos! ¿Verdad? Eso pasa cuando la fuerza de voluntad simplemente no existe. Y no importa que sepamos lo malo que puede ser ese alimento para nuestra salud y nuestra pérdida de peso, porque se siente como si nuestro cuerpo nos lo pidiera a gritos.

Bueno, resulta que esos antojos, los cuales pueden destruir nuestra dieta, no sólo están en nuestra cabeza. La razón por la que sentimos que tenemos que comer y por la que es imposible parar, una vez que comenzamos, **¡se debe a que estos alimentos tienen efectos adictivos!**

Estos alimentos se llaman "alimentos desencadenantes" y tienen un efecto en nuestro cerebro, similar al de las drogas o alcohol.

Estimulan el centro de recompensas del cerebro, liberando esas endorfinas que nos hacen sentir bien y que pueden ser adictivas.

Pero el verdadero problema es que comenzamos a asociar sentimientos de placer con estos alimentos y la conexión puede llegar a ser tan fuerte, que comenzamos a liberar endorfinas, como la dopamina, ¡con el simple hecho de pensar en esos alimentos!

Como se ha demostrado que la dopamina mejora la conciencia y aumenta la sensación de placer, una vez que el cuerpo comienza a bombearla, los antojos son imposibles de olvidar.

Entonces, ¿qué hacemos?

Bueno, aquí está el error que muchas personas cometen. Se dan cuenta que el antojo no desaparece y deciden comer "solo un poquito" para satisfacer el antojo y poder seguir con su día.

Grave error.

Cuando comes estos alimentos, tu cuerpo produce una respuesta física que hace que quieras más y más.

Una vez que comienzas, se hace imposible parar y ese "poquito" se convierte en algo compulsivo.

La única manera de prevenir esto es sabiendo cuáles alimentos causan esta respuesta en tu cuerpo. Una vez que sepas identificar cuáles son, podrás evitarlos, en vez de quedarte atrapado en sus garras.

Así es que hablemos de estos alimentos "desencadenantes".

Alimento Desencadenante #1: Azúcar

Si realmente lo que quieres es perder peso, entonces el azúcar es lo peor que puedes introducir en tu cuerpo. Cuando comes azúcar, tu cuerpo libera una hormona llamada insulina.

La insulina se conoce como la hormona del almacenamiento. Cuando los niveles de insulina de tu cuerpo están altos, almacenas grasa en vez de quemarla como energía. Cuando comes mucha azúcar, tus niveles de insulina permanecen elevados, ¡haciendo que sea casi imposible quemar la grasa!

Pero esto no es lo peor, es difícil evitar el azúcar. Ésta puede ser extremadamente adictiva. Para que realmente le tomes la importancia a esto quiero que sepas que hay estudios de escáner cerebrales que han demostrado que

¡los efectos adictivos del azúcar son similares a los de la cocaína!

Esto se debe a que cuando comes azúcar, tu cuerpo libera endorfinas, las cuales te hacen sentir como si estuvieras "drogado." Pero para mantener ese efecto, tienes que comer más y más. Comienzas a depender del azúcar como una droga.

También, cuando comes azúcar, tu cuerpo libera otra hormona llamada grelina, la cual es conocida como la hormona del hambre. Ésta estimula tu apetito haciendo que esos antojos empeoren.

Finalmente, el azúcar crea un "almacenamiento de memoria" en tu cuerpo. Tu cuerpo recuerda la buena sensación cuando la comes. Mientras más de estos recuerdos crees (comiendo azúcar), más fuertes serán tus antojos por el azúcar en el futuro.

Si estás dispuesto a perder peso, tienes que evitar el azúcar procesado y me refiero también a las harinas blancas que una vez en el cuerpo, se convierten en azúcar.

Una vez que lo hagas, verás cómo esos antojos por el helado, caramelos, galletas, entre otros, comienzan a desaparecer.

Alimento Desencadenante #2: Chocolate

El chocolate afecta al cuerpo de forma similar que el azúcar. Lo cual tiene sentido, porque van de la mano.

Cuando comes chocolate, tu cuerpo libera serotonina, un químico que te hace "sentir bien" y es el responsable de tu buen humor.

El único problema es que, para mantener tu estado de ánimo, tienes que comer más y más chocolate. Esto puede hacer que los antojos incrementen y sean cada vez más intensos.

También, el chocolate contiene cafeína y teobromina, estimulantes conocidos que pueden sumarle a los efectos adictivos.

Como el chocolate es alto en calorías, no es algo a lo que querrías volverte adicto cuando tratas perder peso.

Alimento Desencadenante #3: Queso

El queso es otro alimento alto en calorías y es muy difícil parar de comerlo. Siempre comienzas con un pequeño pedacito, pero antes de darte cuenta, te has comido todo el queso.

Existe una simple explicación del por qué esto sucede. Puede que te sorprendas porque el queso puede llegar a ser muy adictivo.

Contiene una proteína láctea llamada caseína. Cuando la digieres, tu cuerpo la descompone en partículas que contienen morfina. Sí, esa morfina, la misma droga que se les da a los pacientes cuando sufren de dolor intenso.

Así es que si te encuentras comiendo queso como un ratón, ¡ya sabes por qué!

Alimento Desencadenante #4: Comidas Grasosas

Si te encuentras antojado de comidas grasosas, no sólo se debe a que esos alimentos son divinos. Esto va aún más allá.

Comidas que contienen muchas grasas saturadas, como la tocineta o carne roja, juegan con la habilidad de tu cuerpo para soportar los antojos y regular el apetito.

Cuando comes estos alimentos, no te sentirás lleno hasta que estés completamente abarrotado de comida, y para ese momento, ya es muy tarde. Ya habrás comido en exceso.

Pero, el problema no es comer en exceso una sola vez. El efecto que estos tipos de alimentos tienen sobre tu apetito puede durar hasta tres días, porque eso es lo que se tarda tu cuerpo en eliminar toda esa grasa del sistema. Hasta que no salga, los antojos seguirán desencadenándose una y otra vez.

El café, el té, y el chocolate son fuentes de hipoxantinas, las cuales son estimulantes cerebrales. También, la carne roja procesada en organismos acidificados por la mala alimentación pueden llegar a formar esta sustancia (hipoxantina) y por tanto crear adición y acidificar más el organismo.

Eso es lo que causa ese sentimiento de satisfacción cuando te comes un buen pedazo de carne. Una vez que entra en tu sistema, puedes llegar a sentir "como que algo falta" a menos que comas más.

Alimento Desencadenante #5: Maíz

Probablemente digas que jamás pones una mazorca de maíz en tu mesa o adornas tu plato con dientes de maíz pero no tienes idea de que lo estás consumiendo de mil maneras, porque se encuentra en casi todos los alimentos de tu menú, agregándole cientos de calorías y docenas de carbohidratos escondidos a tu dieta.

Este ingrediente desordena el azúcar en tu sangre, hace que tengas un aumento en los niveles de insulina, y hace que tu cuerpo almacene toda la grasa.

Aunque jamás hayas comido una mazorca o hayas probado el aceite de maíz, igual lo estás consumiendo en excesos durante el día, porque el maíz se encuentra en casi todo lo que comemos.

En algunos alimentos, se utiliza como un relleno, una manera "barata" de extender la vida del alimento en los anaqueles del supermercado.

En otros, se convierte en un edulcorante conocido como jarabe de maíz de alto contenido de fructosa, un carbohidrato simple que eleva la insulina, similar al azúcar de mesa, que evita que tu cuerpo queme grasa para utilizarla como energía.

Si comes alimentos que vengan en una caja o bolsa, como cereal, aderezos para ensaladas, jugos de frutas, salsa de tomate ketchup, mermeladas, salsas, alimentos congelados, refrescos y helados; entonces todo lo que tienes que hacer es leer la etiqueta de esos alimentos para encontrar este ingrediente que te hace engordar.

Pero aunque evites las comidas chatarras, aunque tengas una dieta llena de alimentos integrales, no quiere decir que estés a salvo de consumir maíz. ¡Ahora lo puedes encontrar hasta en la carne!

La mayoría del ganado se cría con una dieta a base de granos. El ingrediente más común para alimentarlos es el maíz. Así es que ahora lo comemos aún más, cada vez que ponemos una carne a la parrilla o un pollo al horno.

A pesar de que el maíz es más barato para los granjeros, éste reduce la calidad de la carne. Las vacas nacieron para comer pasto. Cuando les dan granos, éstas desarrollan problemas para mantenerse saludables y son tratadas con antibióticos dañinos que se nos traspasan a nosotros al comer su carne.

La carne de vaca alimentada con granos tiene un bajo contenido de grasas omega-3, la grasa saludable que necesitamos para tener un corazón sano y una buena salud mental.

No es difícil ver los problemas que esto crea. Es fácil entender cómo la presencia del maíz en nuestra dieta dificulta la pérdida de peso. Todo eso es fácil de ver y entender, pero la solución para el problema puede ser un poco más complicada.

Primero que todo, tienes que eliminar los alimentos procesados. Los refrescos, los jugos de frutas, las tortas, las galletas, en fin, todo lo que contenga jarabe de maíz de alto contenido de fructosa, lo debes evitar al máximo. En su lugar consume alimentos frescos como las frutas y vegetales.

Segundo, es mejor consumir carnes de vaca alimentadas con pasto. Sí, en verdad es un poco más costosa, pero el impacto que tiene sobre nuestra salud vale más. Además, esos carbohidratos terminan en tu cintura.

Cuidado Con La Sal

Hasta ahora vamos muy bien. Pero antes de terminar con esta sección, tengo que mencionarte ese ingrediente que incluso luego de haber eliminado todos los ingredientes anteriores, puede estar entorpeciendo tu dieta.

Ya no comes azúcar, eliminaste por completo el maíz, las comidas grasas y estás siguiendo cada uno de los trucos que te ofrecí. Sin embargo, aún encuentras que no puedes bajar de peso. Si este es tu problema, probablemente es porque estás consumiendo mucho sodio.

Sí, la sal es ese ingrediente que se encuentra en cada una de nuestras comidas y que hace casi imposible que bajemos de peso.

Ya hemos hablado de cómo el azúcar es un gran enemigo para perder peso, al igual que los carbohidratos simples, ya que le envían señales a tu cuerpo para que almacene grasa. También hemos hablado del gran impacto que tiene sobre nuestra salud, el comer el tipo de grasa equivocada. Y ahora vamos a enfocarnos en esos pequeños granitos blancos mágicos, tanto o más adictivos... Y tanto o más peligrosos.

El sodio nos deshidrata, nos produce dificultad para respirar y obliga al corazón a esforzarse más. Y aunque no lo sepas, las probabilidades de que lo estés consumiendo en EXCESO, son altísimas porque la mayoría de la gente cree que con tan sólo eliminar la sal de mesa, ya eliminaron el sodio de sus dietas. ¡Pero no es así! El sodio se encuentra escondido en la mayoría de los alimentos que consumimos.

Se encuentra en la carne, el pescado y los mariscos. ¡Está en la leche! Aunque no estén repletas de sodio, poco a poco con el consumo, se va sumando. Y nos puede llevar a consumir más de lo que deberíamos en un día. ¡Lo cual se convierte en un gran problema para nuestra dieta!

Toda la comida procesada que consumimos está repleta de sodio. Me refiero a las pizzas, las pastas, las patatas de bolsa, el cereal, la tocineta, el jamón, los quesos procesados, las comidas rápidas, ¡se encuentra incluso en los polvos de proteínas de suero y las barritas!

Básicamente, ¡si viene en una bolsa o caja, lo más probable es que contenga más sodio de lo que deberías consumir!

El sodio se le agrega a la comida como un preservativo para que tenga más duración en los estantes de los supermercados. Por eso las comidas enlatadas y de cajas contienen tanto sodio. Las compañías utilizan este método para reducir sus gastos de producción, vender más y no para beneficiar nuestra salud.

Ahora, no me mal intérpretes. El sodio no es malo para ti. Nuestros cuerpos necesitan una cantidad específica para poder funcionar de manera apropiada. Es un mineral importante, pero como todo, se tiene que consumir con moderación. Tiene que existir un balance. Con un buen balance, perder peso se convierte en algo muy fácil.

Las comidas que ingerimos aumentan los niveles de sodio de manera peligrosa. Si comes a menudo comidas rápidas o chatarra, lo más probable es que te encuentres en peligro.

¿No me crees? Lee estas cifras:

Un restaurante, que es parte de una cadena popular en los Estados Unidos, fue demandado por la impresionante cantidad de sodio que le agregaban a sus comidas. Es más, se demostró que sus huevos revueltos "Meat Lovers", el cual es un desayuno muy popular en sus más de 1.500 restaurantes, contenía 5.690 miligramos de sodio. Eso es casi la cantidad de sodio recomendada para consumir por una persona adulta durante tres días.

¡Es increíble! Y eso sin mencionar que existen otros restaurantes tan populares como estas cadenas de comida rápida, que son un gran ejemplo de cómo ponemos en riesgo nuestra salud al consumir sus comidas.

Esto no es broma.

Si consumes sodio en exceso aumentas la presión arterial haciendo que los riñones trabajen más de la cuenta para bajar los niveles de sodio en la sangre. Pero cuando hay mucho que eliminar, simplemente se comienza a acumular.

De ahí se pasa a las arterias y éstas se pueden bloquear. Lo que hace que nuestro corazón tenga que trabajar mucho más y eventualmente esto te puede llevar a tener una insuficiencia cardíaca.

Además, ¡nos hace ver horribles! El sodio produce una deshidratación excesiva. Absorbe el agua de nuestras células y ésta se queda atrapada bajo la piel, haciendo muy difícil que el cuerpo la utilice de algún modo.

Así es que comenzamos a sentir los efectos de la deshidratación como la sed, la falta de energía y la boca seca. Y como el agua está atrapada bajo la piel, ¡nos vemos hinchados!

Nuestro cuerpo comienza a retener toda el agua extra y eso se comienza a notar en el espejo y en la balanza. Y ninguno de nosotros se puede librar de esta situación.

Recuerdo que en una ocasión en que estuve en una conferencia, estaba muy ocupada y no había ningún tipo de comida saludable alrededor. Así es que tuve que comer la comida que ellos ofrecían y que estaba repleta de sodio. ¿Cuál fue la consecuencia? ¡Engordé 3 kilos!

¡Esto le puede suceder a cualquiera!

En realidad no me preocupé tanto porque sé que mi cuerpo es una computadora y una vez que apliqué todo lo que he aprendido, supe que regresaría a la normalidad. Y así fue.

Esto me enseñó que debo ser más cuidadosa en las decisiones que tomo cuando estoy de viaje.

Entonces, ¿qué hacemos? ¿Cómo nos mantenemos en el rango saludable del consumo de sodio? Bueno, existe un proceso de dos simples pasos para hacerlo.

Primero, es bueno alejarnos de la sal de mesa. No cuentes con eso para agregarle sabor a la comida. Existen muchos condimentos que puedes utilizar para agregarle sabor a la comida sin poner en peligro tu salud.

Tienes varias opciones, como: ajo, romero, tomillo, cebolla picada, pimentón y eneldo. Todas estas son alternativas para evitar la sal.

Pero luego, la segunda parte es eliminar la comida procesada de la dieta. Evitar las comidas como las galletas, las patatas de bolsa, los cereales, entre otros.

También debes reducir el consumo de comidas rápidas. Enfócate en comidas, naturales, frescas y hechas en casa como las carnes magras, las frutas, los vegetales, los alimentos integrales y los granos enteros, entre otros.

Siempre y cuando comas de esta manera, verás cómo los niveles de sodio comienzan a descender de forma natural. Y comenzarás a perder todo el líquido que tienes retenido.

Así es que asegúrate de controlar tu ingesta de sodio y verás resultados sorprendentes.

También te voy a pedir por favor, que compartas esta información con tus amigos y familiares. Los efectos por exceso de sodio son muy peligrosos. Recuerda, el consumo excesivo de sodio es un error que todos cometemos. Existen muchos errores que evitan que bajemos de peso y que provocan que deterioremos nuestra salud. Errores que probablemente no tengas idea que estás cometiendo.

Retomemos esos pequeños, pero terribles monstruos como el azúcar, el chocolate, el queso, el maíz y las comidas grasosas, estos alimentos que son los verdaderos culpables de tus incontrolables antojos. Al evitarlos, puedes controlar tu peso con más facilidad.

¡Pero si se te presenta uno, los trucos y consejos que comparto contigo en la próxima parte pueden salvarte de caer en la trampa!

9 Trucos Para Eliminar Los Antojos

Siempre y cuando te mantengas alejado de los "alimentos desencadenantes" que mencioné, encontrarás que esos horribles antojos disminuyen cada vez más.

Eventualmente, podrás crear un impulso sobre tu mente y cuerpo, donde comerás estos alimentos sin salirte de control. Pero a veces evitarlos no es suficiente.

A veces sientes un antojo y, sabes que si caes vas a desencadenar una reacción de malas decisiones que te alejarán de los buenos resultados que buscas.

¡No permitas que eso suceda! Necesitas hacer que esos antojos desaparezcan rápidamente.

Al utilizar estos trucos, podrás lograrlo. Vamos a intentarlo...

Truco #1: Come en pequeñas porciones y más a menudo

Esta estrategia ayuda a mantener el metabolismo acelerado durante el día para que puedas quemar grasa durante las 24 horas. Pero también previene los antojos.

Muchas veces, los antojos, son una manera que tiene el cuerpo de decir que tiene hambre. Si pasas mucho tiempo sin comer, tu cuerpo se va a antojar. Como las comidas procesadas están usualmente repletas de azúcar, es siempre la manera más rápida de solucionar el problema. Entonces, cuando tienes hambre, eso es lo que el cuerpo desea.

Pero si comes en pequeñas porciones durante el día, puedes mantener alimentado al cuerpo. Los niveles de azúcar se mantienen balanceados y no te dan esas ganas horribles de devorarlo todo.

Truco #2: Incluye proteínas en cada comida

La proteína es una de las mejores cosas que puedes comer cuando quieres perder peso. Como le toma mucho tiempo al cuerpo digerirla, ésta te proporciona un efecto de satisfacción.

Te puede mantener lleno y satisfecho por más tiempo, haciendo que sea menos probable que caigas en la trampa de los antojos.

Ejemplos de alimentos ricos en proteínas son: el pollo, el pavo, el pescado, los huevos, las nueces, las legumbres y el tofu.

Truco #3: Evita el azúcar en el desayuno

En la primera sección, discutimos sobre los efectos adictivos del azúcar. Hablamos de que si comes azúcar, tu cuerpo libera endorfinas que te hacen sentir bien. Y para mantener ese buen humor, tienes que comer más y más azúcar.

También hablamos de cómo comer azúcar causa que una hormona llamada grelina se libere y estimule el apetito.

Todas estas cosas suceden cuando comes azúcar, pero, ¿qué hace la mayoría de la gente?

Comienzan su día con un desayuno repleto de azúcar. Comiendo cereales, donas, pan, bizcochos, entre otros. Estos alimentos comunes para el desayuno están repletos de azúcar y cuando los comemos, lo que hacemos es colocarnos en una posición en la que vamos a sufrir de antojos durante el día.

Por eso es que debes evitar los desayunos llenos de azúcar. Come alimentos ricos en proteínas en las mañanas. Los huevos, el yogur o un batido de proteína, te ayudarán a que no pases el día sufriendo de antojos.

Truco #4: Evita los Edulcorantes Artificiales

Muchas personas consideran que las bebidas de "dieta" son una buena alternativa para el azúcar. Piensan que siempre y cuando cambien esa Coca-Cola por la versión de "dieta," podrán beber toda la Coca-Cola que quieran. Desafortunadamente, no funciona así.

Los edulcorantes artificiales que se utilizan en estas bebidas de dieta, causan antojos también. Cuando los consumes, engañas al cuerpo. Este presiente el dulce sabor y espera recibir azúcar. Luego, cuando el azúcar nunca llega, tu cuerpo se queda "antojado".

Por eso es que los edulcorantes artificiales son terribles cuando estás a dieta. Aunque digan "libre de calorías," también causan antojos, lo cual hace que se te dificulte mantenerte en un plan alimenticio saludable.

Evita las bebidas de "dieta", y bebe agua. El agua de Jamaica y té de Oolong son excelentes opciones para mantenerte hidratado y fresco.

Si necesitas algo dulce, prepara un té verde y le agregas un poco de Stevia. Sabe delicioso con hielo.

Truco #5: ¡Distrae tu mente!

Lo peor que puedes hacer cuando tienes antojos es sentarte y pensar en eso. La próxima vez que sientas un antojo, puedes disiparlo al ocupar tu mente en otra cosa.

Sal a caminar, haz diligencias, ponte a limpiar, lee un libro, lo que hagas no importa. Lo que sí es importante es que hagas algo. Porque cuando estás ocupado, no tienes la energía mental para perderla pensando en comidas poco saludables.

Truco #6: Enjuaga tus antojos

Esta es una de las cosas más simples que puedes hacer. Es también una de las más efectivas. La próxima vez que sientas un antojo venir bebe un vaso grande de agua. La mayoría de las veces, sentirás como se desaparecen esos antojos.

¿Por qué sucede esto? Porque muchas veces que sentimos hambre, es realmente el cuerpo diciéndonos que está deshidratado. A veces es difícil diferenciar entre las dos señales, y como la comida contiene agua, enviar señales de hambre es una manera fácil que tu cuerpo tiene para obtener los líquidos que necesita. Pero puedes deshacerte de ese "falso apetito" más rápido si tomas agua.

Entonces, la próxima vez que sientas antojos por comidas poco saludables, antes de que agarres esa bolsita de chocolates, tómate un vaso de agua y espera a ver si esos antojos desaparecen.

¡La mayoría de las veces, desaparecerán!

Truco #7: Dientes Limpios = No Antojos

Este truco es uno de mis favoritos. Lo utilizo para eliminar los antojos. Cuando sientes un antojo, deja de hacer lo que estás haciendo y ¡cepíllate los dientes!

Suena extraño, pero funciona porque cuando te cepillas los dientes y tienes esa sensación de limpieza en tu boca, querrás mantenerla. No querrás arruinarla masticando alimentos azucarados.

Entonces, al mantener la boca limpia y fresca, puedes mantener alejado a ese "diente goloso."

Truco #8: Come fruta

Si aún sientes ganas de comer algo dulce, entonces come fruta. Te ayudará a satisfacer tu antojo y los azucares naturales que ésta contiene, vienen acompañados de vitaminas y minerales que son buenos para tu salud.

Es mejor tratar de evitar caer en la trampa de los antojos, utilizando los trucos 1-7, porque no es bueno que tu mente se acostumbre a aceptar la derrota. Pero un poco de fruta de vez en cuando no te hará daño.

Truco #9: Mantener vegetales picados a la mano

Las zanahorias y el apio son una buena alternativa, llevar una bolsita en la cartera puede ser de gran ayuda cuando los antojos te atacan. Ya que la sensación crujiente de estos vegetales te ayudan a distraer tu mente y el contenido de fibra satisface tu necesidad de comer.

CAPÍTULO 5

Bebe, Bebe, Bebe

Si estás comiendo sano y haciendo ejercicios, pero aún sin obtener los resultados que deseas en la balanza (en especial en el espejo), la información que estoy a punto de compartir contigo te puede dar ese empujón que tanto necesitas.

El comer las comidas correctas no es suficiente. Es un buen comienzo, pero la comida es sólo la mitad de lo que consumes.

La otra mitad proviene de lo que bebes. Si eres como la mayoría de las personas, ¡lo que bebes hace que sea casi imposible llegar a tener ese cuerpo delgado y sexy por el que mueres!

En un día caliente, bebemos más sólo para mantenernos hidratados. Y si nos llenamos de bebidas azucaradas, esas calorías vacías pueden comenzar a sumarse rápidamente y ponerle un signo "pare" a nuestro esfuerzo para perder peso. Es más, si estás bebiendo todas esas calorías, es una pérdida porque echarás a la basura tu esfuerzo por comer sano.

Así es que, el hecho de que hayas cambiado esa hamburguesa de queso o el pedazo de pizza por una ensalada saludable de pollo, ¡no tiene validez si te la comes bebiéndote un refresco!

Antes de que agarres ese vaso para saciar tu sed, tienes que saber que:

Al tomar una decisión errada con respecto a lo que bebes, ¡estarás perdiendo toda esperanza de perder peso rápidamente!

Pero basta con tanta predicación, ya sabes lo importante que es, ¡así es que al ataque!

Bebidas Que No Debes Tomar

¿Cuáles son las opciones erradas con respecto a la bebida? ¿Cuáles son las bebidas que debes evitar si te quieres ver lo mejor posible el próximo verano?

Bueno, primero que todo:

Bebidas azucaradas

Tienes que evitar las bebidas azucaradas. Esto incluye, refresco, bebidas para deportistas y té (Nestea). También incluye todos esos jugos llenos de azúcar que son más líquido que fruta. Todas esas bebidas están llenas de calorías que se convierten en azúcar. Esto sube la insulina, causa estragos en el nivel de azúcar en la sangre y se almacena fácilmente como grasa.

Bebidas de dieta

No creas que puedas beber esa bebida que dice "ligera", "sin azúcar" o "dietética". A pesar de que contienen menos azúcar, estas bebidas están llenas de edulcorantes tóxicos que hacen el trabajo de endulzar. También aumentan los antojos de dulces lo que hace más difícil que comas sano.

Café

Estoy a punto de romper algunos corazones con este punto, pero corta el café.

Sí, lo sé, ¡lo siento! Yo solía insistir en tomar mi tacita de café, y estaba realmente triste cuando me di cuenta de que tenía que renunciar a ella. Sin embargo, después de tres semanas, ni siquiera la echaba de menos. Aprendí a cambiar mi café por el té verde en las mañanas.

De hecho, lo bebo todo el día y hoy en día es mi bebida favorita. El té verde es totalmente natural, tiene tantas vitaminas y antioxidantes que me ayudan a tener más energía y sentirme más relajada y rejuvenecida durante todo el día.

La cafeína que tiene el café es un estimulante que actúa sobre el sistema nervioso central y es seguida por una fase depresiva, lo que resulta en cansancio, nerviosismo, irritabilidad, fatiga, y con frecuencia dolor de cabeza.

También querrás evitar las bebidas con cafeína. Esto incluye café y otras bebidas energéticas (que también están llenas de azúcar). Estos estimulantes estresan tus glándulas suprarrenales. También te deshidratan, lo que dificulta perder peso. Sí, yo sé que te ayudan con un incremento de energía, pero siempre va seguido de un bajón de la misma.

Simplemente, con estos efectos secundarios, ¿no crees que vale la pena pensarlo antes de ponerlo en tu boca?

Bebidas alcohólicas

También debes limitar el consumo de bebidas alcohólicas. Sé que no es lo que quieres escuchar, y que beber ocasionalmente está bien, pero no mientras intentas bajar de peso. El alcohol te deshidrata, te da ganas de comer comida chatarra e impide el buen juicio. Además, cuando tomas en cuenta todas las calorías que se encuentran en la "mezcla" para tu bebida, se convierte en un monstruo de dos cabezas que destruye tu cuerpo.

El alcohol es una de las peores cosas que puedes poner en tu cuerpo cuando estás tratando de perder peso y te explico por qué:

- Está cargado con azúcar.
- Afecta tu juicio. Incrementa tu apetito haciendo que comas de todo lo que quieras, aunque no sea saludable.
- Causa deshidratación. Cuando tu cuerpo está deshidratado, será más propenso a almacenar grasa.
- Causa depresión, que a su vez, lleva a comer de una forma compulsiva.
- Causa la pérdida de concentración y de energía.

¿No crees que es mejor eliminarlo mientras cambias tu estilo de vida por uno más saludable?

Me encantaría sentarme y anotarte una lista de los cócteles, cervezas, y/o vinos más saludables, pero la verdad, es que todos son malos para ti. No recomiendo ninguna bebida alcohólica, por al menos, los primeros 21 días de tus nuevos hábitos alimenticios.

Si puedes esperar 21 años para comenzar a beber, puedes esperar 21 días para romper el hábito de beber.

Al no participar en la hora feliz (happy hour) o noche de chicas, el peso se reducirá. ¡Yo perdí 14 libras en esos veintiún días! Una vez que las tres semanas de sequía hayan terminado, encontrarás que realmente no extrañas el alcohol y continuarás perdiendo más pulgadas.

Entonces, ¿Qué Puedo Beber?

Té de Oolong

Empecemos por la que más me gusta, por esta bebida maravillosa, que hace que podamos empezar el día llenos de energía. Te estoy hablando del té de Oolong, que es un substituto saludable para el café. Además de que sabe muy rico, se ha demostrado que incrementa la velocidad en la que quemas grasa un 35 a un 43 %. También acelera el metabolismo en un 43% más que él té verde, que también es conocido por tener efectos para perder peso.

Té de hibisco

Otra bebida fantástica es el té de hibisco, también conocida como "Agua Jamaiquina". Proviene de una flor del árbol de Hibisco. Es rica en nutrientes y tiene un sabor natural a fruta. Se ha demostrado que baja la presión arterial al igual que la distensión abdominal, dándote la apariencia de una cintura más delgada.

Para empezar, el agua de Jamaica está llena de vitamina C. La cual nos ayuda a tener un sistema inmunológico saludable. La gente suele tomarla cuando sienten síntomas de un resfriado o gripe.

También es un antioxidante que ayuda a tu cuerpo a combatir enfermedades como el cáncer.

El té es rico en electrolitos, lo que lo hace ideal para reponer el cuerpo después del ejercicio. Los electrolitos ayudan a recuperar los músculos, sacan el exceso de agua del cuerpo y regulan los niveles de ácido en la sangre.

Además, puedes utilizar el té de la flor de Jamaica para aliviar los cólicos menstruales, normalizar la presión arterial, ayudar a las arterias, riñones, purificar el colesterol alto y ayudar a bajarlo.

Con relación a la pérdida de peso, funciona como un diurético natural que nos ayuda a eliminar las toxinas a través de la orina, además inhibe las enzimas que descomponen los azúcares y almidones complejos con todos estos beneficios un cuerpo libre de toxinas es un cuerpo saludable y esto facilita la pérdida de peso.

Agua tibia con un limón

A pesar de que la receta es bastante simple, no te dejes engañar por su simplicidad. Ésta es una de las mejores cosas que puedes introducir en tu cuerpo.

Cada mañana, debes comenzar tu día con un vaso de agua tibia y un chorrito de limón (o lima). Esto te ayudará a experimentar increíbles beneficios sobre tu salud.

Por ejemplo, esta combinación estimula a los riñones y ayuda a purificarlos de toxinas. Es más, se ha comprobado que el agua con limón hace que los riñones produzcan más enzimas saludables que cualquier otra bebida o comida. Y con los riñones trabajando a su máxima capacidad, estos te ayudarán a eliminar las toxinas de tus células de grasa, permitiendo deshacerte de la grasa más rápido.

Pero eso es sólo el comienzo. El agua con limón ayuda a la digestión. También te ayuda a mantener tus intestinos en constante movimiento de forma fácil y natural, para evitar que se obstruyan.

El agua con limón también es muy rica en minerales importantes. Está repleta de potasio, el cual es responsable de mantener tu sistema inmunológico saludable. Los niveles bajos de potasio están vinculados con la depresión, la ansiedad y el olvido. El agua con limón es rica en calcio, magnesio y otros minerales importantes para tus huesos y la salud del corazón.

Es una de las mejores fuentes de Vitamina C. Este es un antioxidante poderoso que hace maravillas en tu piel. Ayuda a disminuir las arrugas y algunas imperfecciones. La Vitamina C es uno de los primeros nutrientes que se agotan cuando estás estresado, así es que para evitar que engordes debido al estrés, es necesario mantener altos los niveles de Vitamina C. Además, la Vitamina C tiene increíbles efectos sobre tu sistema inmunológico. Nada arruina tus niveles de energía más que un resfriado, así es que al mantener el sistema inmunológico trabajando de forma apropiada, puedes mantenerte saludable y lleno de energía.

A pesar de que mucha gente conoce los efectos generales del limón, muy pocos entienden cómo los puede ayudar a perder peso de forma directa. Y éste puede ser el efecto más poderoso que tenga esta "bebida mágica".

El agua con limón no es solamente una fuente de valiosos nutrientes que incrementan la energía, sino que pueden disminuir el hambre, el cual te ayuda a quemar la grasa.

Segundo, debido a que esta bebida contiene muchos minerales, el agua con limón tiene un efecto alcalino en el cuerpo, el cual ayuda a neutralizar los ácidos. Cuando tu cuerpo tiene un nivel alto de ácido, le cuesta perder peso, porque no libera ninguna de las células de grasa (recuerda que se llaman "ácidos grasos" por una razón). Así es que, mientras más ácidos neutralices, tu cuerpo podrá deshacerse de la grasa almacenada, permitiéndote rebajar más rápido.

Agua de Coco

Se mantiene en tu cuerpo por más tiempo y mejor que el agua. Te mantiene hidratada mejor que las bebidas energéticas y bebidas deportivas.

Además, es excelente para mantenerte saludable pues, disminuye la presión arterial debido al alto nivel de potasio y el índice de bajo contenido de sodio. Es rico en los electrolitos esenciales, tales como magnesio, calcio, bicarbonato y sulfato. Es natural y no contiene aditivos. Funciona como diurético natural y es libre de colesterol. Todo su azúcar es natural y además aporta un poco de proteínas y vitaminas.

Si los beneficios del agua de coco no son suficientes para hacer que la pruebes, entonces puedes considerar el sabor de ésta. Es una bebida dulce que pasa con facilidad y quita la sed. Además, una de las tendencias modernas es asociar el agua de coco con la pérdida de peso, siendo sus nutrientes la causa de esta pérdida de peso. Es ideal para cualquier persona que le guste comer sano.

Me encanta el hecho de que puede sustituir a las bebidas deportivas, éstas nunca me han gustado por su alto contenido de azúcar, y porque en realidad no me dan energía a la hora de ejercitarme.

Me alegra tener a mano algo que me hidrate rápidamente y por tiempo prolongado.

Ten en cuenta que como hay agua de coco con sabores diferentes, los nutrientes también lo son. Hay algunos sabores que tienen un contenido de azúcar más alto que otros. Así es que asegúrate de leer las etiquetas una vez que decidas probarla. Prueba el agua de coco, en tu batido de la mañana. Me encanta agregar al agua de coco espinacas, col rizada, jugo de limón y manzanas. Es mi receta favorita y la llamo el batido de "Lili". La tomo en las mañana después de regresar del gimnasio para hidratar mi cuerpo y poner rápidamente los nutrientes que me ayudan a tener un día saludable. Confía en mí y pruébala, a ti y a tu familia les encantará su sabor y valor nutritivo.

El Agua Fría

El agua es una bebida que tu cuerpo necesita. Y no debería ser sorpresa, ya que nuestro cuerpo está hecho a base de un 55 a un 75 % de agua.

Aparte del oxígeno, es el nutriente más importante cuando se trata de mantenernos vivos. Nuestro cuerpo utiliza agua en casi todos sus procesos vitales. Ayuda con la digestión de la comida. Ayuda a regular la temperatura del cuerpo. Mantiene las articulaciones flexibles y lubricadas.

Asiste en la eliminación de las toxinas. Y lo que probablemente te interese más es que ayuda a eliminar la grasa del cuerpo. Como ves, cuando haces ejercicios, haces que tu cuerpo descomponga los sitios donde la grasa se encuentra almacenada.

Pero, después de que esa grasa haya sido descompuesta, produce unos subproductos que aún necesitan ser eliminados de tu cuerpo. Y para eso, necesitas que el agua se deshaga de ellos.

El agua y solamente el agua lo logra. El café, el té, los refrescos y los jugos de frutas no sirven como reemplazo. Tu cuerpo requiere, agua pura y natural para poder mantenerse hidratado y eliminar todas las toxinas.

Cuando tu cuerpo no obtiene agua suficiente, los efectos de la deshidratación se sienten al instante. Tu nivel de energía disminuye. Comienzas a sentir antojos.

Si tu cuerpo usualmente se confunde entre hambre y sed, cuando no estás consumiendo suficiente agua, puedes sentir hambre, lo cual es un desastre cuando quieres perder peso. Pero eso no es lo único que hace el agua. Estudios han demostrado que si bebes 8 vasos de agua helada cada día: ¡Quemarás 7.3 libras al año!

Como el agua que estás bebiendo es fría, antes de que tu cuerpo la utilice, debe calentarla un poco. Esto requiere energía y hace que tu cuerpo queme más calorías para poder generar la energía que necesita.

Así es que el agua no sólo tiene 0 calorías (con respecto a las cientos de calorías que hay en un vaso de refresco) sino que también hace que tu cuerpo queme calorías cuando la bebes.

Si todo esto se lo agregas a los beneficios que hemos discutido, la razón por la que debes tomar 8 vasos de agua al día (preferiblemente fría) está bien clara. Evita el refresco. Evita el café. Enfócate en tomar agua.

No sólo hará milagros en los niveles de energía y en tu salud, sino que comenzarás a ver esas libras desaparecer.

No subestimes la importancia de los líquidos que bebes para tu apariencia. Al eliminar todas esas calorías vacías de las bebidas poco saludables, le estás dando a tu cuerpo ese empujón que necesita para perder peso y finalmente lograr ese cuerpo delgado y sexy que impresionará.

Té Verde Con Limón

El té verde estimula el metabolismo y acelera la pérdida de peso, ya que contiene potentes antioxidantes. El EGCG (galato de epigalocatequina), junto con la cafeína estimula el sistema nervioso y central, hace que la grasa que se libera en el torrente sanguíneo, el cuerpo la use como combustible. Este proceso en donde la grasa se utiliza para la energía se llama "termogénesis". Proporciona energía extra, vierte el exceso de agua y también ayuda a quemar la grasa del cuerpo especialmente cuando hacemos ejercicio por largo tiempo.

El té verde también ayuda a prevenir que el cuerpo absorba las grasas de los alimentos que está consumiendo. También ayuda al cuerpo a regular los niveles de azúcar en la sangre y a reducir los antojos.

Promueve la quema de grasa para que los músculos puedan permanecer más fuertes. Incluso cuando has alcanzado tu peso ideal, también debes utilizar el té verde por sus beneficios a largo plazo como antioxidantes y como refuerzo a tu metabolismo.

Y recuerda, el té verde tiene menos cafeína que el café y tés regulares por lo que es menos dañino para tu cuerpo.

Al agregar el limón a esta bebida, también te estás beneficiando de los nutrientes de éste como lo hablamos en la bebida anterior, así es que si no puedes conseguir el té de Oolong, ya sabes que el té verde puede ser una buena opción.

Infusiones Con Menta Para Quemar Grasa

El té de menta estimula las funciones gástricas aumentando el metabolismo digestivo, además actúa sobre la vesícula, estimulando y aumentando la secreción biliar. Tiene un gran poder para emulsionar la grasa. Posee Vitamina de complejo B y tiene un gran poder desinflamatorio.

Además de ser muy refrescante para un día caluroso, puede calmar tu sed. También ha sido comprobado que ayuda a reducir el vientre ya que ayuda a que la grasa de los alimentos sea digerida rápidamente y por tanto previene la hinchazón.

Empezar a dejar las malas bebidas y tomar las apropiadas fue una de las partes más complicadas para ponerme en forma. Pero, si lo haces con conciencia, valdrá la pena, un pequeño truco que utilicé para cambiar el mal hábito de no tomar agua fue el de aplicar esta técnica: tomar agua con un pitillo. Al incorporar una botella de agua colorida con un pitillo y cargarla todo el tiempo, empecé inconscientemente a tomar más agua, así es que, tú también lo puedes tratar. Funciona, créeme.

CAPÍTULO 6

Abdomen Plano, ¡Urgente!

¡Uy! Grasa abdominal. ¿La conoces? No existe nada que pueda arruinarle más rápidamente el autoestima a una mujer que eso. Te mantiene a kilómetros de la ropa que en realidad quieres ponerte. Puede provocar que el simple hecho de tomarte una fotografía se convierta en una pesadilla porque tienes que encontrar el ángulo perfecto para tapar esas "imperfecciones".

Créeme, yo sé lo que se siente. Antes de lograr mi transformación, en la que perdí 50 libras en poco tiempo, todo lo que deseaba era tener un abdomen plano. Pero aunque me mantuve estricta con mi dieta, sin importar lo que ejercitara, simplemente, no podía eliminar la grasa abdominal.

Como verás, la grasa abdominal es algo muy delicado. Puede ser difícil de eliminar porque está influenciada por tus niveles hormonales. Si tus hormonas están fuera de control, entonces no importa lo que hagas, jamás eliminarás la panza. Por el contrario, si controlas tus niveles hormonales, la grasa podrá comenzar a desaparecer.

Entonces, ¿cómo hacerlo?

Bueno, existen tres cosas que tienes que saber.

Primero, tienes que asegurarte de dormir al menos siete horas cada noche. Es cómico porque cuando piensas en perder peso, piensas en que tienes que estar activo. Pero a veces, lo mejor que podemos hacer por nuestro cuerpo es darle lo que el más necesita, ¡dormir!

Se ha demostrado que la falta de sueño conlleva al aumento de peso. Nos hace resistentes a la insulina, lo que hace que nuestro cuerpo entre en modo de almacenamiento.

También controla los niveles de leptina, una hormona conocida como la hormona del hambre. Entonces, si no obtenemos un buen sueño, vamos a sentir más antojos de lo normal, dificultando la pérdida de peso.

Dormir es importante por varias razones. Como la mayoría de ustedes saben, dormir lo suficiente determina nuestro estado de ánimo al siguiente día.

La falta de sueño provoca mal humor, fatiga, irritabilidad y eso es sólo por nombrar algunos. Es muy probable que si no duermes lo suficiente, tu día de trabajo se verá comprometido por la incapacidad de prestar atención y el constante bostezo.

Sin embargo, el sueño no es sólo importante para tu estado de ánimo, sino que también es imprescindible para obtener resultados en tu pérdida de peso y dar más rendimiento en el gimnasio. Cuando estás durmiendo, tu cuerpo emite los más altos niveles de la hormona del crecimiento humano, que ayuda a la construcción del músculo.

También es la única vez que todos tus músculos descansan. Tus músculos necesitan descanso porque están en constante movimiento y estiramiento, especialmente mientras haces ejercicio para perder peso.

Además, si no duermes lo suficiente, tu cuerpo produce una sustancia química llamada cortisol (una mezcla de azúcar elevada en la sangre y de los niveles de insulina). Cuando tu cuerpo detecta el cortisol, se confunde con el hambre.

El cortisol tiene una forma de almacenar la grasa corporal en el área abdominal. Si produces más cortisol, existe la posibilidad de que también estés almacenando más grasa en la parte del abdomen.

Así es que si estás somnoliento e irritable, con un metabolismo más lento y con hambre. ¡Wow, suena a una terrible combinación!

Segundo, tienes que bajar el nivel de estrés. El estrés no sólo nos desgasta mentalmente. También tiene un gran efecto negativo sobre nuestros cuerpos. Nos puede llevar sufrir del corazón, nos puede aumentar la presión arterial, y como probablemente ya lo sepas, nos puede hacer sentir como que es una meta imposible de alcanzar.

Cuando tienes niveles altos de estrés, tu cuerpo también produce la hormona llamada cortisol y ésta le envía señales a tu cerebro para que almacene la mayor cantidad de grasa posible.

Así es que hasta que controles tus niveles de estrés, se te hará difícil obtener una cintura delgada.

Finalmente, tienes que incorporar alimentos para combatir la grasa en tu dieta diaria.

Disminuir el consumo de calorías no es suficiente. Si quieres un abdomen plano y sexy, tienes que comer alimentos que impulsen tu metabolismo y equilibren tus niveles hormonales.

Necesitas Consumir "Súper Alimentos"

Alimentos llenos de proteínas y ricos en fibra.

Algunos buenos alimentos para quemar la grasa abdominal son el germen de trigo, las semillas de lino o linaza y las semillas de chía.

La fibra, la proteína y buenas grasas son fundamentales en la alimentación diaria y para tener un abdomen plano. Estos nutrientes los puedes encontrar en las siguientes tres súper comidas:

Algunas de las comidas que son ricas en aminoácidos, proteínas, ácidos grasos como el omega 3 y fibra son el germen de trigo, las semillas de chía y la linaza. Estos nutrientes son esenciales para el cuerpo pues, trabajan para eliminar del cuerpo las toxinas y la grasa corporal que tanto se refleja en nuestro abdomen.

Por otro lado, es muy importante merendar entre comidas. Comer cada tres o cuatro horas ayudará a mantener los niveles azúcar en la sangre regulada. Muchos piensan que mientras menos comes, más bajarán los niveles de grasa, pero la realidad es que el pasar más de cuatro horas entre comidas, te llevará a tener más grasa en el abdomen.

La mejor hora para comer una merienda rica en proteínas y fibra es entre las 3:00 y 4:00 p.m. La merienda a esta hora debe ser obligada en tu dieta. El comer a esta hora acelerará tu metabolismo, lo que llevará a regular los niveles de azúcar en la sangre. Recuerda que mientras más bajo sea el nivel de azúcar en la sangre menos será la insulina y menos grasa tendrás en tu abdomen.

"Súper Alimentos" Ideales Para Perder Peso

Ahora mismo, te voy a revelar los "Súper Alimentos" que puedes utilizar para adelgazar hasta llegar a ese cuerpo soñado.

Cuando haces que estos alimentos sean parte de tu vida, se hace más fácil deshacerte de esos kilos indeseados. No quiero perder más tiempo, así que vayamos al grano.

Alimento #1: Avena

Esta es perfecta para desayunar.

Como sabrás, el desayuno es la comida más importante del día. Le da el impulso a tu metabolismo para que siga actuando durante todo el día. Sólo necesitas comer el desayuno apropiado.

Jamás te equivocarás con la avena. La avena es el desayuno que los aficionados al ejercicio prefieren comer. Tiene una combinación de carbohidratos complejos que te llenan de una energía duradera. La avena también es rica en fibra, la cual es excelente para la digestión y te ayuda a controlar el apetito de forma natural, lo que quiere decir que estarás menos propenso a comer demás.

Alimento #2: Huevos

Otra deliciosa opción para el desayuno son los huevos.

Están repletos de proteína completa, vitaminas y minerales. La leucina es uno de los aminoácidos que se encuentra en los huevos y es muy buena para perder peso. Ayuda a mantener un músculo delgado, mientras permite que la grasa se queme. A mí me encanta agregarle champiñones y pimentón para crear una rica tortilla llena de proteínas y carbohidratos fibrosos. No olvides, que la fibra ayuda a controlar el apetito.

Alimento #3: Toronja

Esta refrescante fruta cítrica tiene un gran sabor, pero es muy baja en calorías, haciéndola ideal para una merienda. Está repleta de antioxidantes que combaten el cáncer, como el licopeno.

También ayuda a mejorar la respuesta de tu cuerpo a la insulina, la cual es una hormona que causa que tu cuerpo almacene grasa. Esto es muy importante, ¡estudios han demostrado que comerte media toronja antes de tus comidas ayuda a perder peso!

Alimento #4: Bayas

Estos "Súper Alimentos" son ideales para perder peso.

Están repletas de antioxidantes que combaten la grasa, ayudando a mantener tu sistema inmunológico saludable, y a mantener tu cuerpo y metabolismo andando a su máxima velocidad.

También las bayas son muy versátiles. Las puedes disfrutar solas, en una ensalada de fruta, o las puedes agregar a la licuadora (con una ración del polvo de proteína de suero) para crear un delicioso batido.

Alimento #5: Aguacate

Esta es una fruta muy particular. ¡Sí, es una fruta!, y es muy buena para perder peso.

Los aguacates son deliciosos y nutritivos. Contienen un aminoácido llamado L-carnitina la cual impulsa tu metabolismo y acelera la pérdida de peso. Gracias a estos increíbles beneficios, los aguacates deben incluirse en la dieta diaria de aquellas personas que quieran perder peso.

Alimento #6: Maca en polvo

Proviene de una raíz en Perú. Es parte de la familia de la mostaza. Ha sido utilizada para uso medicinal, pero hace maravillas con tu salud en general. Es conocida por el incremento de energía que genera, mejora el estado de ánimo y el sistema inmunológico, lucha contra enfermedades y aumenta la función sexual. Tiene un sabor a nuez suave y deliciosa. Viene en polvo y se puede utilizar para preparar batidos de proteínas ricos y nutritivos.

Alimento #7: Bayas de Goji

Si quieres potenciar ese batido, deberías agregarle unas bayas de goji. Estas bayas son de color anaranjado-rojizo y provienen de un arbusto en China. Han sido consumidas por siglos. Están llenas de antioxidantes y son conocidas por sus atributos contra el envejecimiento.

Alimento #8: Spirulina

Nuestra próxima comida proviene del mar. Spirulina es una pequeña alga que crece en agua dulce y por años ha sido conocida como "**LA**" principal comida saludable. Es increíblemente nutritiva, llena de proteínas, grasas esenciales, vitaminas y minerales. Esto es lo que hace que sea tan especial, permitiendo que todos sus nutrientes trabajen en conjunto para ampliar su vitalidad.

Alimento #9: Semillas de Chía

Esta Súper Comida fue destacada en el programa de Oprah y Dr. Oz, y por una buena razón. Las semillas de Chía están llenas de nutrientes y son increíblemente poderosas para perder peso. Están llenas de antioxidantes, vitaminas, fibra, aceite omega-3 y minerales. Son una fuente completa de proteínas que proporcionan todos los aminoácidos esenciales y son fáciles de digerir. Las semillas de Chía ayudan a obtener un cabello saludable y fuerte. Una manera rápida, fácil y simple de obtener todos sus nutrientes es agregando 2 cucharadas de las semillas de Chía a un vaso de agua o a los batidos de proteínas.

Alimento #10: Polvo de Cacao

Comer saludable no tiene por qué ser aburrido. Esta es una razón por la que los amantes del chocolate están a punto de ser inmensamente felices con esta noticia. Como todos los chocolates, el polvo de cacao proviene del grano de cacao. Pero es distinto al chocolate procesado y poco saludable que consigues en los almacenes. Éste se conserva en su forma natural y saludable.

Su rico sabor a chocolate sin azúcar está lleno de nutrientes. En especial de magnesio (lo que las mujeres anhelan durante su ciclo menstrual). También es rico en antioxidantes, ya que tiene 4 veces la cantidad de antioxidantes encontrados en el té verde, una comida famosa por sus beneficios para la salud.

Alimento #11: Vinagre de cidra de manzana

El vinagre de cidra de manzana es el sueño de todas las personas que hacen dieta. Incrementa la sensación de satisfacción, reduciendo el apetito entre comidas. También proporciona un nivel saludable de azúcar en la sangre y suprime todos los antojos por algo dulce. Más importante aún: el vinagre de cidra de manzana ha demostrado que incrementa la sensibilidad a la insulina, saca tu cuerpo del "modo de almacenamiento de grasa" y de esta manera permite que la grasa se derrita.

Alimento #12: Baya de Açai

La Baya de Açai proviene del árbol de Açai que se encuentra en Centro y Sur América. A pesar de que esta baya es pequeña su perfil nutritivo es gigantesco. Está llena de antioxidantes y se ha demostrado que incrementa los niveles de energía, digestión, función inmune y enfoque mental porque está tan llena de nutrientes que suprime el apetito y los antojos, permitiendo sentirse satisfecho y alimentado con pequeñas porciones de comida.

Alimento #13: Linaza

La linaza ha sido una aliada de la pérdida de peso por muchísimos años. La planta viene de una región llamada Creciente Fértil, ubicada entre el Mediterráneo y la India. La linaza tiene propiedades antiinflamatorias y antioxidantes. Sus semillas tienen efectos desintoxicantes y antialérgicos y pueden ayudar a prevenir el cáncer, la artritis, así como ayuda a regular los síntomas de la menopausia. La linaza es alta en fibra dietética, lo que ayuda a regular la presión arterial y los niveles de glucosa en la sangre.

Estas Súper Comidas se pueden conseguir en la mayoría de los supermercados. Pero también se pueden conseguir en internet en caso de que no las consigas en alguna tienda o almacén.

CAPÍTULO 7

¡Activa Tu Metabolismo!

Para muchas personas la tarea de someterse a dietas, ejercicios y cambiar de estilo de vida a veces se vuelve más cuesta arriba de lo normal. En ocasiones, el cuerpo no responde como quisiéramos, especialmente a medida que pasan los años. Y el problema en la mayoría de los casos es un metabolismo fuera de su ritmo normal. ¿Pero qué es un metabolismo lento? Y esto, ¿se puede cambiar?

En este capítulo, descubrirás la razón por la que no puedes perder peso con un metabolismo fuera de control y cómo activarlo ¡casi sin esfuerzo!

¡Recarga Tu Metabolismo Para Quemar Más Grasa!

Si se te hace muy difícil perder peso, sin importar lo mucho que hagas. Si te sientes cansado constantemente aunque hayas dormido bien. Si te duelen los músculos y se tardan mucho en recuperarse después hacer ejercicios. Entonces, es bueno que prestes mucha atención a lo que te voy a decir porque todos esos problemas pueden ser causados por una pequeña glándula en forma de mariposa que se encuentra debajo de la laringe.

Esta glándula es tu tiroides. Esta glándula pequeña tiene un gran efecto en la habilidad que tiene tu cuerpo para quemar grasa. Es más, ¡esta glándula contiene la llave mágica para controlar tu metabolismo!

Si eres una de las millones de personas que tiene una tiroides lenta, encontrarás que es casi imposible perder peso y quemar esa grasa alrededor de tu estómago y glúteos. Esta "tiroides lenta" es una condición que se conoce como "hipotiroidismo" y está fuera de control.

Más de 10 millones de americanos han sido diagnosticados con hipotiroidismo y aún faltan otros tantos millones por diagnosticar.

El hipotiroidismo se debe a una falla en la glándula tiroidea, una glándula que se encuentra en tu cuello, la cual es responsable de controlar el metabolismo. La manera en cómo funciona es segregando hormonas (T3 y

T4), que le dicen a nuestras células qué tan rápido deben quemar las calorías para obtener energía.

Cuando este proceso falla se demuestra a través de síntomas bastante desagradables. Siempre estás agotado. Tanto tu piel como tus uñas se resecan. Tus músculos se resienten y se recuperan lentamente después de los ejercicios. Siempre sientes frío. Estás constipado frecuentemente, pero lo peor de todo es que tu metabolismo baja su ritmo y esto hace que comiences a engordar, haciendo casi imposible perder peso.

Entiendo tu frustración. Ésta es una condición que se sufre en mi familia. Y a pesar de que yo no la padezco, mi mamá y hermana sí la tienen, así es que sé lo que se siente.

Después de leer los mensajes de tantas mujeres que me han escrito contándome acerca de su lucha contra el hipotiroidismo y preguntándome cómo pueden superar este obstáculo y obtener un cuerpo sexy y delgado, sentí que tenía que ayudarlas.

Así es que comencé a investigar y quiero que sepas que **¡hay esperanzas!**

Si haces algunos cambios en tu vida puedes lograr tu meta de perder peso. Estos cambios te permiten controlar la situación, poner a funcionar tu metabolismo y comenzar así a quemar la grasa.

¡Así es que vamos a comenzar y vamos a demostrarle a esa tiroides quién manda aquí!

Primero debes tener una dieta alta en proteínas. Para cualquier persona que está intentando perder peso, las proteínas son lo más importante que deben consumir. Pero cuando esa persona sufre de hipotiroidismo es aún más importante.

La proteína contiene altos efectos térmicos ya que se necesita muchísima energía para descomponerlos y digerirlos. Esta energía, por supuesto, requiere el uso de calorías. Así que al consumir una dieta alta en proteínas, tu cuerpo se ve forzado a quemar calorías, lo cual lo ayuda a perder peso.

Come porciones pequeñas más a menudo. Como el hipotiroidismo está vinculado con la resistencia contra la insulina, es importante que evites el descontrol en los niveles de azúcar en la sangre. Al comer una comida grande, harás que se genere una liberación masiva de insulina lo cual causará que esas calorías se almacenen como grasa. Así que en vez de comer tres comidas grandes, es mejor que comas más seguido y en menor cantidad. Esto mantiene los niveles de azúcar en la sangre estables, mientras le proporcionas a tu cuerpo un constante flujo de nutrientes.

Evita el azúcar simple. Esto también tiene que ver con la insulina. Al consumir carbohidratos simples (tal como maíz, tortas, harinas blancas, pasta, cereales azucarados) se genera una gran liberación de insulina al cuerpo. Eso se debe a que estas comidas se digieren rápido y son utilizadas para obtener energía a corto plazo. Como queremos mantener la insulina estable, debemos evitar estas comidas.

Atente a los carbohidratos complejos. Cuando sufres de hipotiroidismo, los carbohidratos complejos son tus aliados. Contienen una gran fuente de energía. Pero como la energía se libera gradualmente, no causa estragos a los niveles de insulina como lo hacen los carbohidratos simples. Una buena manera de incluir estos carbohidratos en tu dieta es comiendo frutas y todo tipo de vegetales coloridos.

Los súper vegetales y las frutas frescas son altamente recomendados. Pero atención, porque algunos vegetales que son de la familia del repollo y las frutas debes comerlos en muy pocas cantidades, ya que contienen los bociógenos, que son compuestos químicos que bloquean la absorción y utilización del yodo, lo que hace que frene la actividad de la glándula tiroides y hace que empeore. Estos alimentos son: Coles de Bruselas -llamadas también repollos de Bruselas-, coliflor repollo, col rizada, espinacas, hojas de mostaza, colinabo, nabo sueco, mijo, fresas, duraznos, maní, nabos, rábanos y granos de soja. Pero esto no indica que nunca puedas comerlos: recuerda que al cocinarlos, destruyes los bociógenos.

No recomiendo consumir productos que contengan soya como el tofú, leche o barras de proteína, ya que la soja impide a los receptores de las células hacer su función e interrumpe y desorganiza el circuito del sistema endocrino hormonal.

¡Consume grasas! Las grasas saludables pueden hacer milagros cuando se trata de la hormona saludable, ya que tu cuerpo necesita de estas grasas para producir estas hormonas. Asegúrate de consumirlas en tu dieta, como aceite de oliva, aguacates, linaza, pescados y frutos secos.

Consume minerales para una "Tiroides Saludable". Hay ciertos minerales que son esenciales para el funcionamiento de la tiroides. Cuando falta alguno de ellos, el metabolismo baja su velocidad y es cuando se queman menos calorías. Para evitar esto, debes mantener los niveles de minerales en el cuerpo. La tiroides necesita yodo para producir hormonas. Una buena fuente de yodo es la comida de mar, vegetales marinos, así también como arándanos y fresas. El zinc y selenio son otros minerales que ayudan a mantener los niveles de T3 estables. Una buena fuente de selenio se encuentra en el cordero, pescado, huevos, mariscos y cebollas. Para obtener zinc debes consumir frutos secos, ostras, carnes, semillas de calabaza y germen de trigo.

¡Evita el café! La cafeína (y el azúcar añadido) crea estrés innecesario en las glándulas suprarrenales, la cual trabaja en sinergia con la tiroides. Al desarrollar fatiga suprarrenal de tanta cafeína, lo que hace es empeorar el hipotiroidismo.

Evita el alcohol. Esto es obvio. El licor te deshidrata y agota tus recursos de minerales. También altera tu capacidad de un buen criterio, te causa el antojo de comidas poco saludables y que en general, suma calorías (especialmente cuando se le agrega mezclas altas en azúcar). Como verás, estos factores se van sumando hasta deteriorar tu metabolismo.

¡Actívate! Un ejercicio de bajo impacto mejora la salud y cuida tus articulaciones. Además de las calorías quemadas, el ejercicio ayuda a que pierdas peso al incrementar la sensibilidad por la insulina, asegurando que los carbohidratos que consumas se utilicen como energía y no se almacenen como grasa.

No es coincidencia que estos cambios ayuden a la gente (si no sufren de hipotiroidismo) a sentirse mejor y verse excelente. Los principios de una alimentación sana hacen que tu cuerpo trabaje a niveles óptimos.

Cuando incorporas estos cambios en tu vida, tu cuerpo no tiene otra opción más que responder. Provéele con un constante flujo de nutrientes y evita la comida procesada. ¡Te impresionará lo rápido que tu metabolismo se normaliza y comienzas a perder peso!

Así es que realiza estos cambios cada vez que puedas y finalmente siente como la frustración de tener un metabolismo lento desaparece.

Sé qué hará una gran diferencia en tu vida.

Metabolismo ¡A Todo Vapor!

Una regla vital para perder peso es mantener tu metabolismo siempre trabajando de manera óptima para que así no se ponga lento y haga que aumentes de peso. ¿Cómo logramos esto? Muy fácil. Preocúpate por hacer más de tres comidas diarias.

Ahora, recuerda que no se trata únicamente de comer, sino de comer saludablemente, de ingerir comidas que son adecuadas para tu cuerpo.

Primero, comienza el día con un buen desayuno, pues como llevas tantas horas sin comer por estar descansando durante la noche, esta primera comida activara tu cuerpo y le dará ese primer impulso que necesita para comenzar a trabajar. Tal como si te estuvieras motivando a comenzar tu día, tienes que motivar a tu metabolismo.

Para esta primera comida, no ingieras ningún carbohidrato refinado porque estos pueden causar que ya a la mitad de la mañana no tengas energías. Así es que en lugar de comerte una dona de desayuno, opta por un carbohidrato de buena calidad.

¡Se creativo! Proteínas acompañadas de una grasa saludable y de un carbohidrato complejo en la mañana te dará mucho más que un poco de energía para sobrevivir. A la vez, será una comida completa que pondrá a trabajar a tu metabolismo con todas sus fuerzas, haciéndote quemar más grasa.

Un buen ejemplo para el desayuno puede ser una lonja de pechuga de pavo rebanado con aguacate y una lonja de pan integral. Avena con un poco de fruta es también una excelente opción. No te elevará los niveles de azúcar por lo que no sentirás ese cansancio de media mañana, y como se digieren lentamente, te ayudará a sentirte llena por más tiempo.

Uno de los consejos más antiguos y que menos escuchamos es el de "bebe mucha agua". El agua te hidrata y cuando estás hidratado tu salud mejora muchísimo. Cuando bebes agua fría, tu cuerpo quema más calorías pues tiene que subir la temperatura a su estado natural. ¡No olvides esos 8 vasos de agua al día! Te sentirás satisfecho y tu metabolismo continuará en movimiento.

Si te cansas de beber agua únicamente, no te preocupes. El té verde es un sustituto excelente, pues el compuesto de la planta ECGC ayuda a quemar grasa más rápido.

Si te gusta el picante, estás de suerte, porque una cucharada de chiles picantes puede acelerar tu metabolismo ¡hasta en un 23 %! Agrégaselo a tus ensaladas y a salsas frescas.

Por último, no olvides los vegetales. Los vegetales de hojas oscuras como la espinaca o repollo chino, que contienen algo de hierro, el cual es muy importante en el caso de las mujeres cuando tienen el período.

¿Cuáles suplementos se recomiendan?

Siempre es recomendable ingerir algún tipo de suplemento que te dé los nutrientes que no te estás comiendo. Los más recomendados son:

El aceite de pescado en cápsulas. Combínalo con el ejercicio para que ayude a que las enzimas quemadoras de grasa trabajen con más potencia. Si te gusta el pescado, entonces, en lugar de ingerir los suplementos puedes comer salmón o atún que son altos en ácidos grasos omega-3.

Ya que mencionamos el ejercicio, ¿entiendes la importancia de éste, no? Este es esencial para acelerar tu metabolismo y mantenerlo fuerte y saludable. No tienes que pasar horas en el gimnasio haciendo lo mismo. Haz entrenamientos a intervalos. No pases una hora en la trotadora, en su lugar, realiza ciclos cortos e intensos como por ejemplo: cinco minutos en la trotadora y luego baja la intensidad caminando por diez minutos. Los ejercicios intensos acelerarán tu metabolismo.

Dormir, ¡qué rico es dormir! ¡Qué importante es dormir! Duerme al menos ocho horas diarias cada noche. Si no duermes lo suficiente, los niveles de leptina y grelina se desequilibraran. Estos regulan el apetito y la energía. Son muy importantes, así que, ¡a dormir!

Finalmente, por favor, no intentes acelerar tu metabolismo bebiendo café o cualquier otra bebida con cafeína. Aun cuando te dan energía, es un efecto temporal. En menos de una hora, ya estarás muerto del cansancio nuevamente. Además, no hacen nada por tu metabolismo y te causan problemas en la salud.

Acelerar tu metabolismo de forma saludable te ayudará a quemar libras más rápido y pronto te podrás poner esos "jeans" que tanto deseas.

Alimentos Que Empujan El Metabolismo

Si has estado leyendo mi blog, sabes que no recomiendo mucho las dietas. Quiero motivarte a perder peso adoptando un estilo de vida saludable que incluya comer bien y hacer ejercicios.

Una de las maneras más saludables de perder peso es simplemente quemando grasa. Esto lo logras manteniendo tu metabolismo en forma. Al cuidar de tu metabolismo, no sólo te estás ayudando a quemar grasa, sino que te mantienes energizado. No puedes sentarte y sentirte depresivo cuando tu metabolismo lo que quiere es moverse.

Hoy te voy a hablar sobre siete comidas que son excelentes para impulsar tu metabolismo. El comer estos alimentos te ayudará a quemar todas esas calorías que tengas en exceso, y hará que pierdas esas libras que no se quieren ir, mucho más rápido. Además de que evitará que vuelvas a engordar las libras que ya rebajaste.

Aquí siete de mis alimentos favoritos:

1. **Alcachofa**- Este vegetal puede ser preparado al vapor con un poco de aceite. Con tan solo comer una alcachofa mediana, obtendrás algo de proteína y de fibra. También, tiene la cantidad perfecta de calorías para incrementar tu metabolismo y quemar grasa.

2. **Vinagre**- No tan sólo te ayuda a incrementar el nivel de tu metabolismo, sino que también puede incrementar tu sensibilidad hacia la insulina y retrasar el aumento en tus niveles de azúcar. Tómate un vaso de agua con una o dos cucharadas de vinagre antes de las comidas, impulsarás tu metabolismo y a la vez estarás suprimiendo tu apetito. Uno de los mejores es el vinagre orgánico de cidra de manzana.

3. **Algas marinas**- Sí, las algas marinas no sólo se pueden comer, sino que son excelentes para mover tu metabolismo. Estas se utilizan en muchas formas como sushi, pero también pueden utilizarse en ensaladas, salteados, batidos, en sopas o hasta

en pescados para darle más sabor. A muchas personas les gusta preparar té con algas de kombu. Hay diferentes tipos de algas, pero la gran mayoría contiene un sinnúmero de minerales y vitaminas.

4. **Té de Oolong**- Olvídate del café y toma un poco de este té. Impulsará tu metabolismo sin los efectos secundarios que te deja el café.

5. **Canela**- Come una cucharada de canela 20 minutos antes de las comidas para un metabolismo fuerte. Estudios han encontrado que la canela también puede bajar los niveles de azúcar en la sangre y mantener los niveles de glucosa estables. Puedes comerte una cuchara de canela o añadirla a las comidas como a las batatas o a la avena, para darle más sabor.

6. **Pimienta de cayena**- Lo bueno de añadir especias a las comidas es que te ayudarán a sentirte satisfecho con menos cantidad de comida. La pimienta cayena, también contiene caspicia, que ayuda a quemar calorías por lo menos por 20 o 30 minutos.

7. **Jengibre**- Esta es otra especia que hará brincar a tu metabolismo hasta un 20 %. También, ayuda en la digestión. Es muy bueno para las comidas salteadas, pero a muchos les gusta añadirlo en batidos.

CAPÍTULO 8

Engaña A Tu Mente... Atrévete Con Estos Trucos

Pensarás que me enloquecí, pero te cuento que hay muchas maneras en las que puedes engañar a tu cuerpo y a tu mente. Confía en mí, ¡me convertí en mi propia estafadora! Aquí tienes una pequeña lista de cómo puedes entrenar tu cuerpo para hacer más de lo que te gusta, y menos de lo que te desagrada:

1. **Por lo menos bebe un vaso lleno de agua antes de comer**

   Durante mi transformación usé esta trampa antes de cada comida. Al beber un vaso de agua antes de comer, estás engañando a tu cuerpo haciéndole creer que está satisfecho.

   ¿Por qué quieres comer menos de lo que tu cuerpo necesita, te preguntarás? Bueno, ésa es la trampa. En esta época, los estadounidenses creen que necesitan una porción grande de alimentos para estar satisfechos. Pero eso es un mito terrible.

No nos sentimos satisfechos hasta después de unos 15 minutos de haber comido. ¡Eso es más de 15 minutos comiendo! Pero al beber agua primero, llenas los minutos adicionales con agua, ¡y no con comida!

2. Cambia tus platos grandes por platos pequeños

Se ve y se escucha tan tonto, pero cuando uno lo hace ¡funciona! Cuando comemos en platos grandes, tenemos la tendencia de comer todo lo que podemos. Aunque lo más probable es que comamos mucho más de lo que debíamos, no lo parecerá porque todavía quedará mucha comida en el plato.

Sin embargo, si comes en un plato pequeño, tendrás muchos menos alimentos, y una vez que terminas tu plato, tu mente va a pensar que has acabado un plato y enviará la señal a tu cerebro para que pares de comer.

3. Mastica los alimentos veinticinco veces antes de tragar

Esta es otra trampa para engañar a tu estómago para que piense que está comiendo más alimentos, cuando en realidad estás comiendo menos.

Masticar la comida veinticinco veces antes de tragarla y bajar el tenedor entre cada cucharada te ayudará a llenarte más rápido de lo normal. Esto es porque cuando tomas más tiempo masticando tu comida, a tu cuerpo le resulta más fácil digerir tus alimentos y dar la sensación de satisfacción más rápido.

4. **¡Cepilla tus dientes cuando tengas ganas de comer dulces!**

   La sensación de limpieza en tu boca te impedirá el anhelo por azúcar. Mientras estés en el baño haciendo gárgaras a distancia, mira la foto que pusiste cuando eras flaco(a). Entre el aliento fresco y la foto, tu ansiedad por azúcar desaparecerá.

Me parece que estás empezando a tener una mejor idea de cómo este estilo de motivación trabaja. Se trata más de lo que está en tu cabeza y cómo manejas lo que haces generalmente en una dieta o programa de ejercicios.

Felicítate De Vez En Cuando: Comida de Premio

Creo que he dejado claro todo a lo largo de esta sección, pero por si acaso no lo he hecho del todo bien, quiero aclarar un poco más que, lo que estás haciendo por querer una vida más sana, es una decisión muy valiente y no es imposible.

Tener en cuenta que estás haciendo algo grande por ti mismo debería ser tu enfoque principal. Recuerda siempre que con la superación de desafíos, vienen recompensas.

Una gran manera de recompensarte después de una semana llena de desafíos es una comida tramposa. Una vez por semana, come lo que desees. Sí, ¡me escuchaste! ¿Pizza? ¿Por qué no? ¿Comida china? ¡Es toda tuya! ¿Antojos de helado con trozos de chocolate? ¡Buen provecho!

Ésta es tu oportunidad de tomar ventaja de cualquier alimento que te estabas privando durante toda la semana. Al comer la comida que te gusta a lo largo de la semana, te estás quitando los deseos para la próxima semana.

¡Uno y solo uno!

Comer una comida de premio también te ayuda a sobrellevar esos momentos difíciles en los que quieres hacer trampa. Digamos que una noche tu familia sale a cenar y que quieres comer la pasta que usualmente comías antes de comenzar este plan.

Será más fácil no ordenarla al decirte a ti mismo que puedes comerla en el día de hacer trampa. Haz tu comida tramposa el mismo día de la semana a la misma hora. De esta manera, no confundirás cuándo fue la última vez que hiciste trampa.

Elige un día que sea adecuado para ti

No sólo una comida tramposa mantendrá tu fuerza de voluntad durante toda la semana, sino también te dará más energía y hasta incrementará tu metabolismo.

Siempre he reservado mi comida tramposa para los domingos en las tardes. No me gusta demasiado tarde en la noche porque no quiero que los alimentos poco saludables estén en mi sistema durante la noche.

Al comer lo que yo quiero los domingos por la tarde, ¡mi día siguiente de ejercicios es increíble! Empecé a darme cuenta de que estaba quemando más calorías durante los ejercicios porque tengo más energía para esforzarme en el gimnasio.

Has hecho la parte más difícil, DECIDIRTE A CAMBIAR TU VIDA.

CAPÍTULO 9

¿Cómo Empezar?

Ya va, sé que si has llegado hasta aquí estás sumamente animado y determinado a darle un giro a tu estilo de vida, tu cuerpo y tu salud. Estás cansado de verte frente al espejo y querer partirlo en pedacitos. No quieres más esa imagen contigo. Es hora de un cambio...Y ahora, ¿cómo seguimos?

Una vez que has tomado la valiente decisión de recuperar el control de tu vida, hay algunas cosas que necesitas hacer antes de que vayas al gimnasio o te pongas en régimen de dieta. Aunque esto te suene absurdo, es necesario hacerlo, ya que esta parte de tu casa se convierte en tu mayor obstáculo cuando tratas de adelgazar.

Sí, te estoy hablando de la cocina. Ese lugar donde gastas varias horas al día tratando de construir comidas deliciosas y almacenando otras que no deberían ni existir. Tienes que ir a tu cocina, pararte frente a ella y mirar alrededor. Verás conscientemente los alimentos que has estado comiendo y que ya sabes que no son saludables.

Entonces, ¿qué hacer?

Comida Chatarra: ¡Fuera! A La Basura

Como podrás ver, aquí hay un patrón.

En las primeras etapas de tu pérdida de peso se tratan de eliminar todos los obstáculos que podrían arruinar tu esfuerzo. Eventualmente, una vez que se haya establecido tu mentalidad y el comer sano se haya hecho un hábito, podrás resistirte a la tentación con más facilidad. Pero hasta entonces, no harás nada que te pueda llevar al fracaso.

Es hora de limpiar tu casa.

Sabes, que las mayores tentaciones no aparecerán cuando estás en la calle, ocupado en el trabajo o haciendo diligencias. Lo que más te va a poner a prueba está en tu casa. En las alacenas, los gabinetes y en la nevera.

Con tanta comida chatarra regada por la cocina, sólo nos toma unos segundos de debilidad para que caigamos en la tentación. Un solo momento te hará perder ese impulso que tanto necesitas.

No quieres correr ese riesgo, y por eso es que el próximo paso para seguir trazando tu camino para perder peso es encontrar toda esa comida que está escondida en la cocina y, ¡botarla!

Así es, ¡bótala! Quiero que inspecciones toda la comida en tu cocina como si fueras un policía. Y sólo piensa si eso te ayudará o echará todo tu esfuerzo por la borda.

Todo lo que no deberías comer, todo lo que sabes que se quedará almacenado en tus glúteos y muslos, bótalo. Todos los cereales, las bebidas azucaradas, el pan blanco, la pasta, las patatas, los refrescos, los caramelos, los postres, las donas y las galletas. Bótalo a la basura.

Sí, sé que esto puede que te parezca tonto, pero es un paso sumamente importante. Es permitirle a tu subconsciente que procese el hecho de que esto es serio. Una cosa es decir que vas a hacer algo, pero otra muy distinta es hacerlo de verdad.

Así que mientras botas toda esa comida, no sólo estás botando la tentación, sino que también le estás diciendo adiós a tu viejo yo.

Mientras le dices adiós a todas esas comidas y bebidas, también le dices adiós a los malos hábitos que han evitado que logres tus metas. Todos esos kilos tóxicos que has estado cargando por tanto tiempo.

Si quieres que este paso sea más efectivo, involucra a tu familia. Ya les informaste sobre tus metas, así que, ¿por qué no pedirles que te ayuden a botar toda la chatarra?

Ahora presta atención, porque esta parte puede ser confusa, especialmente si tienes hijos.

Al cambiar tus hábitos alimenticios, es un gran momento para cambiar los de ellos también. Para educarlos sobre la importancia de comer sano y para concientizarlos sobre lo que deberían o no comer.

Involucrarlos te permite explicarles lo que estás haciendo. Ellos necesitan saber las razones por las cuales estas cambiando. No quieres que piensen que sus padres, se han vuelto locos y comenzaron a botar toda la comida. Explícales qué es lo que está pasando y diles que estás tratando de ser más saludable y feliz.

Créeme, tengo hijos y sé lo difícil que es separarlos de sus chucherías preferidas. Quiero ser clara contigo, y tienes que serlo con ellos también. ¡Esto no se trata de prohibirles comer chucherías! Los niños tienen derecho a actuar como tales y hasta cierto punto, con cautela y medida, pueden comer este tipo de cosas sin que cambie su metabolismo.

¡Pero estas chucherías son para que las disfruten de vez en cuando! Déjalos que las coman en el colegio o si estás en la calle les puedes comprar una. Pero no hay razón para tener toda esa basura en casa. Eso lo que hace es crear malos hábitos para ellos. Hábitos que son difíciles de romper.

Así es que hazles el favor a tus hijos y, ¡bótalo todo! Tu familia estará mejor sin todo eso.

Cita Clave Con El Mercado... ¿Por Qué Optar?

Muchos amantes de la salud y bienestar adoran decir cosas como, "los abdominales se hacen en la cocina."

La razón por la cual ellos hacen este tipo de comentarios, es para hacer hincapié sobre la importancia de una dieta balanceada. No importa lo mucho que trabajes en el gimnasio, si estás comiendo mal, no vas a verte cómo quieres.

Pero, a pesar de que estoy de acuerdo con ese pensamiento, el refrán está mal dicho porque muchas personas se predisponen al fracaso antes de entrar a la cocina. ¿Por qué?

¡Porque ellos mismos se sabotean en el supermercado! Al ir de compras cometen errores que hacen que sea casi imposible lograr alcanzar su meta.

Voy a aclarar los errores más comunes en este momento y, ¡te voy a mostrar cómo puedes realizar tus compras para adelgazar!

Secreto Adelgazante #1: ¡Nunca vayas al supermercado con hambre!

Uno de los errores más grandes que puedes cometer es irte a hacer tus compras con el estómago vacío. Cuando tienes hambre, tu criterio para tomar las decisiones correctas y no comprar chatarra se ve afectado. Trata de ir al mercado temprano en el día, cuando estás despierta y alerta. Te ayudará a tomar mejores decisiones.

Secreto Adelgazante #2: ¡Si no está en la lista, no lo compres!

La mejor manera de evitar los alimentos poco saludables es haciendo una lista y ¡seguirla! Si está en la lista, entra en el carrito, si no, se queda en el supermercado. Esta simple regla te ahorrará muchos arrepentimientos.

Secreto Adelgazante #3: Compra desde afuera, hacia adentro

La mayoría de los supermercados están diseñados de manera que la comida saludable está en los anaqueles de "afuera" o de los costados. Aquí es donde usualmente se encuentran las frutas, los vegetales, pescado fresco y carne. Estos son los elementos esenciales para una dieta balanceada.

Que sea un hábito para ti, entrar al supermercado y agarrar primero los elementos esenciales. Luego, si hay algo en la lista que te falta comprar, puedes pasar por los anaqueles del medio (donde se encuentran los alimentos chatarra.)

Secreto Adelgazante #4: ¡Si no lo puedes pronunciar, no lo compres!

Muchas veces te encuentras preguntándote si debes comer un alimento en específico. Bueno, si sigues esta simple regla, no te confundirás jamás.

La regla es: únicamente compra alimentos si puedes pronunciar todos sus ingredientes. Lo más probable es que, si no lo puedes pronunciar, entonces, ese ingrediente es artificial o un aditivo que no es bueno para la salud.

Para comprobar mi teoría, vamos a tomar dos alimentos como ejemplo.

Alimento #1:
Ingredientes: Pechugas de pollo.

Alimento #2:
Ingredientes: Azúcar, harina de trigo fortificada, sin blanquear, sin bromato (niacina, tiamina, hierro reducido, mononitrato, riboflavina), grasas vegetales (antioxidantes E-320), cacao desgrasado en polvo, jarabe de glucosa y fructosa, gasificantes (bicarbonatos sódico y

amoniaco), suero de leche en polvo, pasta de cacao, sal, emulgente (lecitina de soja) y aroma. Contiene glutén, soja y leche.

Es fácil ver cuál de estos alimentos es más saludable, ¿no?

(El segundo son los ingredientes para las galletas oreos, por si te interesa.)

Si sigues estos simples consejos cuando vayas de compras al mercado, podrás evitar cometer muchos de los errores comunes que sabotean todos tus esfuerzos para adelgazar.

Aquí está un pequeño consejo para ti. Ve justo después del gimnasio, cuando todavía estás sudoroso (asegúrate de comerte un aperitivo pequeño). Tu mente todavía estará en modo "saludable". Al caminar en las secciones del supermercado, estarás más apto para escoger alimentos saludables porque estás muy consciente del trabajo tan intenso que has hecho en el gimnasio.

"¿Quiero pastel de queso después de la cena esta noche? ¡Claro que sí! Pero no hay forma de perder las calorías después de que he pasado una hora quemándolas" Ésta es la conversación que sucederá en tu cabeza.

Otro consejo que siempre escuchas es que "necesitas" o "que no necesitas" contar las calorías. Algunos dicen que es innecesario, mientras que otros dicen que es una pérdida de tiempo.

Esta es mi opinión: Lee las etiquetas.

Lee las calorías, sodio, carbohidratos, azúcares, todo. Lee todos los ingredientes de la parte posterior de la etiqueta.

Realmente este ejercicio no es para contar la cantidad de calorías o carbohidratos, sino para entender completamente lo que estás poniendo en tu boca. Recuerda, si no tienes idea de cómo pronunciar un ingrediente en la etiqueta, no lo compres.

Caer en la tentación de comprar alimentos que no son saludables para ti es normal, eso pasa hasta en las mejores familias. El truco está en no ceder a las tentaciones y ¡permanecer fuerte!

¿Sabes cuál es la diferencia entre una persona que se pone en forma y otra que no lo hace? La fuerza de voluntad, y el ser más fuerte.

¡Lo lograste! Este es el primer paso, no es tan difícil, ¿eh?

CAPÍTULO 10

Manos A La Obra ¡Comienza La Transformación De Tu Figura Ya!

¡Comienza la transformación de tu figura ya!

¡Qué emoción! La cuenta regresiva para tu "nuevo yo" está en marcha. No hay vuelta atrás y estamos juntos, conectados para salir vencedores en este desafío.

Ahora que ya hemos entendido todo el proceso y las cosas que debemos cambiar, es tiempo de que te muestre cómo puedes empezar a trasformar tu cuerpo. Para ello he diseñado un plan de 5 días, que me imagino que lo estabas esperando. Esto le dará a tu cuerpo el impulso que necesita para estar listo y comenzar tu nueva vida, así que sin más preámbulos, ¡vamos ya!

¡Bienvenido al Comienzo de TU Nuevo Cuerpo!

Estoy muy emocionada de que hayas decidido acompañarme en este recorrido. Felicítate a ti mismo. Y siéntete orgulloso, ¡porque has tomado la decisión correcta!

Durante los próximos cinco días, te voy a ayudar a romper con tantos años de malos hábitos para lograr convertir tu sueño en realidad. Porque todos los errores que cometiste en el pasado, simplemente ya no importan. Si has probado miles de dietas y no has logrado ningún cambio, ¡no importa! Si no has hecho ejercicio, ¡no importa! Si has comido mal, ¡no importa!

Nada de lo que hayas hecho en el pasado importa. Hoy vamos a comenzar de cero, cómo te lo mereces. Lo único que te pido es que pongas de tu parte durante estos cinco cortos días. Si lo haces, te prometo que te voy a ayudar a tomar el control de tu salud, de tu cuerpo, ¡y de tu vida!

Sé lo difícil que puede ser dar el primer paso. También pasé por eso y también estuve desesperada por cambiar sin saber por dónde comenzar. Cuando lo descubrí, logré perder 50 libras en 90 días. Durante este programa, te voy a colocar en el camino adecuado para que logres tu meta, cualquiera que sea.

Vamos a eliminar todas esas toxinas de tu cuerpo que han estado disminuyendo la velocidad de tu metabolismo. Vamos a eliminar toda la "chatarra" almacenada que te ha mantenido con sobrepeso, para que en tan solo cinco días, tu cuerpo esté completamente preparado para comenzar a quemar grasa más fácil de lo que te puedas imaginar.

Ya no tendrás esa carga de químicos y toxinas que se encuentran en las comidas procesadas. Tampoco necesitarás del azúcar o la cafeína para sobrellevar el día. En cambio, tu cuerpo obtendrá toda la energía que necesita a través de un recurso mucho mejor...

¡Alimentos deliciosos, naturales y nutritivos!

Al alimentarte con estos, le darás a tu cuerpo el descanso que tanto necesita. ¡Le darás el "empujón" que necesita para comenzar a quemar grasa!

Como ves, cada día, nos llenamos de toxinas. Las toxinas se encuentran en los alimentos que comemos (especialmente en los alimentos procesados), en el aire que respiramos y en los productos que utilizamos para limpiar nuestro hogar. Al pasar el tiempo, nuestros cuerpos se sobrecargan. Todas estas toxinas son peligrosas para nuestra salud. Nuestros cuerpos almacenan esas toxinas y uno de los lugares en donde estas toxinas se almacenan es en nuestras células de grasa. Por eso mientras más toxinas tengas, ¡más propensa eres de almacenar más grasa corporal!

Como tu cuerpo tiene que dedicar tanta energía para mantener las toxinas almacenadas, tu metabolismo se ve afectado y se detiene. Pero cuando eliminamos las toxinas del cuerpo, éste ya no tiene que gastar toda su energía en recursos para luchar en su contra.

Cuando comiences a proporcionarle al cuerpo altos niveles de nutrientes, como las frutas y los vegetales que comeremos, tendrás energía de reserva. Y tu cuerpo la utilizará para mejorarse a sí mismo.

Podrás pensar claramente, tu circulación mejorará, tu piel desarrollará ese esplendor juvenil de nuevo. Te verás y te sentirás saludable. Todo porque sin esas toxinas, ¡ERES saludable! Además, ¡contarás con un metabolismo quemador de grasa!

De eso se trata este programa de 5 días. Le dará a tu cuerpo el "impulso" que necesita para recuperar su salud. Sin embargo, este programa no está diseñado para utilizarse por largos períodos de tiempo. Está diseñado para ser utilizado únicamente por 5 días.

Este programa te impulsará para que obtengas mejores resultados. Antes de continuar, te quiero dar dos consejos.

Primero, no debes levantar ningún tipo de pesas mientras dure el programa. Tampoco debes realizar ningún tipo de ejercicio extenuante. Tu cuerpo va a estar pasando por mucho estrés mientras elimina las toxinas. Por eso no debes agregarle más estrés con ejercicios exagerados y pesas.

Sin embargo, ¡tienes que mantenerte activa! Tienes que mantener la sangre circulando para ayudar a eliminar las toxinas del sistema. Así que debes hacer de 30 a 40 minutos de ejercicios de baja intensidad, cada día, durante el programa. Sal a caminar, monta bicicleta, haz yoga, entre otros. Haz ejercicios sin exaltarte mucho. Lo importante es que mantengas la sangre circulando.

Segundo, para apresurar el "proceso de desintoxicación", vamos a tomar "duchas desintoxicantes." Así es como funcionan:

Después de tomar tu ducha regular, antes de salirte, quiero que abras el agua caliente, lo más caliente que tu cuerpo aguante (sin quemarte) por 60 segundos. Luego, abre el agua fría, lo más fría que aguantes por otro minuto. Repite el proceso tres veces. Esto incrementará la circulación hacia tu piel y abrirá tus poros, lo que te permitirá eliminar las toxinas. De igual forma, te ayudará a evitar ciertos "efectos secundarios" que la gente comúnmente reporta cuando están en proceso de desintoxicación, cómo los dolores de cabeza. También acelerará el proceso, proporcionándote mejores resultados, en menos tiempo.

Siempre y cuando entiendas todo hasta ahora, estamos listas para comenzar con el resto del programa.

¿Estás emocionado? ¡Estamos a punto de crear tu "nuevo YO"!

11 Reglas Importantes Que Te Garantizarán Mejores Resultados

1. Por favor, NO te saltes ninguna comida. Esta dieta está cuidadosamente diseñada y debes seguirla como se indica para obtener mejores resultados.

2. Es importante que comas cada tres horas desde el momento en que te levantas, para mantener tu metabolismo quemando grasa a tiempo completo.

3. Si no encuentras algún ingrediente, por favor, reemplázalo con alguno similar que esté en temporada.

4. Es importante beber la cantidad de agua recomendada con cada comida.

5. Si te da hambre entre comidas, merienda con un puñado de almendras, sin sal.

6. Para acelerar el proceso, asegúrate de mantenerte activa. Te recomiendo de 30 a 40 minutos de cardio al día.

7. Para desintoxicarte NO debes: masticar chicle, consumir lácteos, o dulces. También debes alejarte del café o bebidas alcohólicas, ambas te deshidratan. Lo ÚNICO que puedes beber durante y entre comidas es agua o té (verde, rojo, de Oolong, de hierbas, entre otros).

8. Puedes comer todos los vegetales o lechuga que desees. Estos alimentos están llenos de fibra, pero son muy bajos en calorías, lo que los hace perfectos para comerlos sin remordimientos.

9. No le agregues ningún tipo de condimentos o especias a tu comida. Para hacerlo simple, solo le podrás agregar sal y pimienta para no interferir con el proceso de desintoxicación.

10. ¡Si sigues este plan de dieta al pie de la letra, no sólo te sentirás rejuvenecida y llena de energía, sino que tu cuerpo estará en la condición perfecta para comenzar a perder peso!

11. Mantente positiva y sonríe SIEMPRE. Recuerda que estás cambiando, te estás sintiendo mejor, y siendo mejor cada día. ¡Tienes un sinfín de razones para estar feliz!

    *Si tienes una condición médica, antes de comenzar cualquier régimen de comida es importante que consultes con tu doctor. Y recuerda que si tienes hipotiroidismo, algunos de los vegetales verdes pueden ser reemplazados por otros.

Menú Para La Transformación De Tu Nuevo Cuerpo

¡El atajo de 5 días para un cuerpo delgado y saludable!

DÍA #1

1 taza de agua tibia con el jugo de ½ limón.

Desayuno (Jugo)

1 manzana verde.
1 manojo de espinacas.
2 varas de apio.
1 pieza corta de jengibre.
1 banano o plátano.
1 cucharada de semillas de chía (o semillas de linaza molidas).
½ taza de té verde.

Preparación: En una licuadora agrega el té verde (previamente preparado) con el resto de los ingredientes, licúa por 60 segundos y está listo.

Entre el desayuno y la merienda #1

Bebe 16 onzas de agua (o 2 vasos grandes).

1 taza de té verde o de hierbas, descafeinado y sin sabor.

Merienda #1

¼ taza de mezcla de semillas de calabaza, almendras y arándanos rojos o uvas pasas.
½ manzana verde.
16 onzas de agua o 2 vasos grandes de agua.
1 taza de té verde o de hierbas, descafeinado y sin sabor.

Almuerzo

Ensalada de espinacas:
3 tazas de espinacas.
½ taza de garbanzos.
¼ taza de almendras.
½ aguacate pequeño.

Aderezo

1 cucharada de miel de abejas
2 cucharadas de aceite de oliva.
2 cucharadas de vinagre balsámico.
Preparación: Licúa todos los ingredientes.

Entre el almuerzo y la merienda #2

Bebe 16 onzas de agua (o 2 vasos grandes).
1 taza de té verde o de hierbas, descafeinado y sin sabor.

Merienda #2

¼ taza de mezcla de semillas de calabaza, almendras y arándanos rojos o uvas pasas.
½ manzana verde.
16 onzas de agua o 2 vasos grandes de agua.
1 taza de té verde o de hierbas, descafeinado y sin sabor.

*15 minutos antes de cenar, toma una cucharada de semillas de linaza en un vaso pequeño de agua caliente.

Cena

Sopa de alcachofas:
3 tazas de agua.
½ taza de zanahorias.

½ cebolla picada.
2 tallos de apio.
1 taza de alcachofas (o 1 lata pequeña). *

Preparación: En una olla agrega las zanahorias, los tallos de apio y las cebollas, cocina por 20 minutos. Remueve el líquido de la lata y agrega las alcachofas, cocina con el resto de los ingredientes por 5 minutos. Con cuidado, licúalos. ¡Disfruta!

*Las alcachofas naturales se tardan un poco más en cocinarse (alrededor de una hora). Si no encuentras alcachofas, reemplázalas por cualquier otro vegetal en temporada.

Bebe 8 onzas de agua o un vaso pequeño

DÍA #2

1 taza de agua tibia con el jugo de ½ limón

Desayuno (Jugo)

1 manzana verde.
1 manojo de espinacas.
2 varas de apio.
1 pieza corta de jengibre.
1 banano o plátano.

1 cucharada de semillas de chía (o semillas de linaza molidas).
½ taza de té verde.

Preparación: En una licuadora agrega el té verde (previamente preparado) con el resto de los ingredientes, licúa por 60 segundos y está listo.

Entre el desayuno y la merienda #1

Bebe 16 onzas de agua (o 2 vasos grandes).
1 taza de té verde o de hierbas, descafeinado y sin sabor.

Merienda #1

¼ taza de mezcla de semillas de calabaza, almendras y arándanos rojos o uvas pasas.
½ manzana verde.
16 onzas de agua o 2 vasos grandes de agua.
1 taza de té verde o de hierbas, descafeinado y sin sabor.

Almuerzo

Ensalada de lechuga (la más verde que encuentres):
3 tazas de lechuga.
½ taza de garbanzos.
¼ taza de almendras.

½ taza de aguacate pequeño.

Aderezo

2 cucharadas de aceite de oliva.
2 cucharadas de vinagre balsámico.
1 cucharada de miel de abejas.
Preparación: Licúa los ingredientes.

Entre el almuerzo y la merienda #2

Bebe 16 onzas de agua (o 2 vasos grandes).
1 taza de té verde o de hierbas, descafeinado y sin sabor.

Merienda #2

¼ taza de mezcla de semillas de calabaza, almendras y arándanos rojos o uvas pasas.
½ manzana verde.
16 onzas de agua o 2 vasos grandes de agua.
1 taza de té verde o de hierbas, descafeinado y sin sabor.

*15 minutos antes de cenar, toma una cucharada de semillas de linaza en un vaso pequeño de agua caliente.

Cena

Sopa de jengibre y zanahorias:
3 zanahorias picadas en cuadros.
1 cucharada de jengibre rallado.
2 tazas de agua.
⅓ taza de leche de almendras.

1 cebolla picada.
Sal marina y pimienta al gusto.

Preparación: Agrega todos los ingredientes en una olla y cocínalos a fuego medio por 25 minutos. Con cuidado, licúa los ingredientes. ¡Disfruta!

Bebe 8 onzas de agua o un vaso pequeño

DÍA #3

1 taza de agua tibia con el jugo de ½ limón.

Desayuno (Jugo)

1 manzana verde.
1 manojo de espinacas.
2 varas de apio.
1 pieza corta de jengibre.
1 banano o plátano.

1 cucharada de semillas de chía (o semillas de linaza molidas).
½ taza de té verde.

Preparación: En una licuadora agrega el té verde (previamente preparado) con el resto de los ingredientes, licúa por 60 segundos, y está listo.

Entre el desayuno y la merienda #1

Bebe 16 onzas de agua (o 2 vasos grandes).
1 taza de té verde o de hierbas, descafeinado y sin sabor.

Merienda #1

¼ taza de mezcla de semillas de calabaza, almendras y arándanos rojos o uvas pasas.
½ manzana verde.
16 onzas de agua o 2 vasos grandes de agua.
1 taza de té verde o de hierbas, descafeinado y sin sabor.

Almuerzo

½ taza de arroz integral cocido.
½ taza de lentejas cocidas.
1 ensalada verde pequeña.
1 taza de té verde o de hierbas, descafeinado y sin sabor.

Aderezo

½ cucharada de aceite de oliva.
½ cucharada de vinagre blanco.
Sal marina y pimienta al gusto.

Preparación: Mezcla todos los ingredientes y agrégalos a la ensalada.

Entre el almuerzo y la merienda #2

Bebe 16 onzas de agua (o 2 vasos grandes).
1 taza de té verde o de hierbas, descafeinado y sin sabor.

Merienda #2

¼ taza de mezcla de semillas de calabaza, almendras y arándanos rojos o uvas pasas.
½ manzana verde.
16 onzas de agua o 2 vasos grandes de agua.
1 taza de té verde o de hierbas, descafeinado y sin sabor.

*15 minutos antes de cenar, tomar una cucharada de semillas de linaza en un vaso pequeño de agua caliente.

Cena

Sopa de espinacas:
2 tazas de agua.
½ taza de cebolla picada.
3 tazas de espinacas.
½ zanahoria.
1 tallo de apio.
Sal marina y pimienta al gusto.

Preparación: Agrega todos los ingredientes en una olla y cocínalos por 25 minutos a fuego medio. Con cuidado, licúalos. ¡Disfruta!

Bebe 8 onzas de agua o un vaso pequeño (opcional).

DÍA #4

1 taza de agua tibia con el jugo de ½ limón.

Desayuno (Jugo)

1 manzana verde.
1 manojo de espinacas.
2 varas de apio.
1 pieza corta de jengibre.
1 banano o plátano.
1 cucharada de semillas de chía (o semillas de linaza molidas).

½ taza de té verde.

Preparación: En una licuadora agrega el té verde (previamente preparado) con el resto de los ingredientes, licúa por 60 segundos, y está listo.

Entre el desayuno y la merienda #1

Bebe 16 onzas de agua (o 2 vasos grandes).
1 taza de té verde o de hierbas, descafeinado y sin sabor.

Merienda #1

¼ taza de mezcla de semillas de calabaza, almendras y arándanos rojos o uvas pasas.
½ manzana verde.
16 onzas de agua o 2 vasos grandes de agua.
1 taza de té verde o de hierbas, descafeinado y sin sabor.

Almuerzo

Arroz verde con batata dulce:
1 taza de arroz integral cocido.
1 manojo de cilantro fresco.
¼ de taza de cebollas picadas.
1 manojo de espinacas.
½ batata dulce o boniato.

½ taza de lentejas cocidas.

Arroz: licúa el cilantro, cebolla, y espinacas con un poco de agua, y luego esa mezcla se la agregas al arroz previamente cocido. Calienta la mezcla por 10 minutos.

Batata dulce: pela y corta la batata en trozos. Agrega un poco de aceite de oliva, sal marina y pimienta. Colócala en una bandeja para hornear y hornea por 15 minutos, a una temperatura de 400 F o 180 C.

Agrega la ½ taza de lentejas a tu almuerzo y ¡disfruta!

Bebe 16 onzas de agua o 2 vasos grandes.

1 taza de té verde o de hierbas, descafeinado y sin sabor.

Nota: Si no encuentras batata dulce o calabaza, la puedes reemplazar con una ensalada verde pequeña.

Merienda #2

¼ taza de mezcla de semillas de calabaza, almendras y arándanos rojos o uvas pasas.
½ manzana verde.
16 onzas de agua o 2 vasos grandes de agua.
1 taza de té verde o de hierbas, descafeinado y sin sabor.

*15 minutos antes de cenar, tomar una cucharada de semillas de linaza en un vaso pequeño de agua caliente.

Cena

Sopa de Espárragos:
3 tazas de agua.
10 espárragos verdes.
½ cebolla picada.
½ zanahoria picada en dados.
1 tallo de apio.
Sal marina y pimienta al gusto.

Preparación: Agrega todos los ingredientes en una olla y cocínalos a fuego medio por 25 minutos. Con cuidado, licúalos. ¡Disfruta!

Nota: Si no encuentras espárragos, los puedes reemplazar con cualquier otro vegetal en temporada

Bebe 8 onzas de agua o un vaso pequeño.

DÍA #5

1 taza de agua tibia con el jugo de ½ limón.

Desayuno (Jugo)

1 manzana verde.
1 manojo de espinacas.
2 varas de apio.
1 pieza corta de jengibre.

1 banano o plátano.
1 cucharada de semillas de chía (o semillas de linaza molidas).
½ taza de té verde.

Preparación: En una licuadora agrega el té verde (previamente preparado) con el resto de los ingredientes, licúa por 60 segundos, y está listo.

Entre el desayuno y la merienda #1

Bebe 16 onzas de agua (o 2 vasos grandes).
1 taza de té verde o de hierbas, descafeinado y sin sabor.

Merienda #1

¼ taza de mezcla de semillas de calabaza, almendras y arándanos rojos o uvas pasas.
½ manzana verde.
16 onzas de agua o 2 vasos grandes de agua.
1 taza de té verde o de hierbas, descafeinado y sin sabor.

Almuerzo

Ensalada de quínoa:
½ taza de quínoa.
1 taza de agua helada.

¼ cucharada de sal.
1 cucharada de aceite de oliva (opcional).
1 manojo de espinacas.
½ taza de lentejas.

Aderezo

1 cucharada de vinagre balsámico.
1 cucharada de aceite de oliva.
Sal marina y pimienta al gusto.

Cómo preparar la quínoa:

- Vas a necesitar una olla con tapa y un escurridor fino
- Duplica la receta si quieres que sobre para otra comida
- Para lavar la quínoa: Revuelve con tu mano y drena toda el agua utilizando el escurridor
- Drena la quínoa y cocínala. Agrega 1 taza de agua y ¼ cucharada de sal. Deja que hierva
- Cocínala por 15 minutos a fuego lento
- Antes de retirarla del fuego, agrégale el jugo de un limón
- Retírala del fuego y déjala reposando por 5 minutos con la tapa
- Destapa la olla y revuelve con un tenedor

Nota: mezcla las lentejas con 1 taza de quínoa cocida, colócala sobre la cama de espinacas y agrega el aderezo. Si no encuentras quínoa, la puedes reemplazar por arroz integral.

Bebe 16 onzas de agua o 2 vasos grandes.

1 taza de té verde o de hierbas, descafeinado y sin sabor.

Entre el almuerzo y la merienda #2

Bebe 16 onzas de agua (o 2 vasos grandes).
1 taza de té verde o de hierbas, descafeinado y sin sabor.

Merienda #2

¼ taza de mezcla de semillas de calabaza, almendras y arándanos rojos o uvas pasas.
½ manzana verde.
16 onzas de agua o 2 vasos grandes de agua.
1 taza de té verde o de hierbas, descafeinado y sin sabor.

*15 minutos antes de cenar, tomar una cucharada de semillas de linaza en un vaso pequeño de agua caliente.

Cena

Sopa de brócoli:

½ libra de brócoli.
2 tazas de agua.
1 cebolla cocida.
1 zanahoria picada en dados.
1 tallo de apio picado en trozos.

Preparación: agrega todos los ingredientes en una olla y deja que se cocine por 25 minutos a fuego medio. Con cuidado, licúalos y ¡disfruta!

Bebe 8 onzas de agua o un vaso pequeño

¡Lo Lograste!

Wow... ¿Pensaste que no lograrías? Pero ya ves, cinco días más tarde estás aquí, listo o lista para el gran cambio. Tu cuerpo se ha desintoxicado, está más liviano y seguro ya sientes la diferencia.

¡Te dije que los días pasarían rápido y que lo podrías lograr! Ahora me imagino que te preguntarás ¿y ahora, qué sigue? Es por eso que en el siguiente capítulo encontrarás una idea clara y algunos ejemplos de cómo deben ser tus comidas y cuáles son las combinaciones perfectas para que empieces ya con tu nuevo estilo de vida.

CAPÍTULO 11

La Fórmula De Alimentación De Tu "Nuevo Yo"

¡Estás a punto de comenzar el gran cambio de tu vida! ¿No te emociona la idea? ¡A mí sí! Pues conozco cómo se siente "el antes" y "el después" de un paso como éste. Conozco de primera mano qué pasa en nuestro interior cuando nos miramos al espejo y no estamos contentos con lo que vemos, cuando soñamos con ponernos un vestido hermoso y sexy, pero es imposible para una figura como la nuestra, cuando queremos jugar con nuestros hijos, correr y brincar con ellos, pero el cuerpo simplemente no nos responde... Y peor aún, cuando nuestra salud está tan deteriorada con las libras extras, el colesterol o la irregularidad del azúcar que no tenemos control sobre nuestra vida. Créeme que sé lo que significa estar en este momento crucial.

Precisamente por lo importante que significa que estés parado en este punto, antes de mostrarte la fórmula correcta que debes aplicar en cada una de tus comidas es necesario que recapitulemos y recordemos estas reglas fundamentales que nos ayudarán a no desviarnos del camino.

Después de haber entendido los diferentes grupos de alimentos, éste es un pequeño repaso:

Las siguientes reglas que te voy a presentar harán la diferencia si las sigues.

1. Nunca estés más de tres horas sin comer. Debes ingerir alimento entre cinco a seis veces al día. Tres comidas principales con al menos dos meriendas entre ellas. Al comer continuamente tu cuerpo y tú metabolismo se acelera, así como el proceso digestivo. Mientras te mantengas comiendo de cinco a seis comidas pequeñas al día, quemarás la mayor cantidad de calorías. Sin embargo, no te confundas y pienses que puedes comer todo lo que quieras, no funciona de esta manera. Sigue leyendo.

2. No comas carbohidratos almidonados después del almuerzo – Ésta es una regla fundamental. Algunos carbohidratos te dan más energía, pero también son más difíciles de quemar. Es importante saber cuáles carbohidratos son buenos y cuáles son malos. Los carbohidratos buenos son realmente saludables para ti, porque proporcionan la energía que tu cuerpo necesita. Sin carbohidratos, no puedes tener buenos entrenamientos y tus niveles de energía bajan, lo que hace que te sientas más cansado durante el día. En realidad no existe ningún momento adecuado para comer carbohidratos malos. Ahora mismo te explico mejor.

3. Considera los carbohidratos malos = carbohidratos blancos = harinas, pan, arroz blanco, entre otros- Aunque los carbohidratos buenos son excelentes para ti durante el día y antes de los entrenamientos, debes eliminarlos después del almuerzo. De esta manera no se almacenan en tu cuerpo y se convierten en grasa mientras duermes en la noche. Tener claro el tipo de carbohidratos y el conocimiento de cuándo comerlos ayuda mucho cuando estás tratando de perder peso. No dejes que nadie te diga lo contrario, come carbohidratos. Te proporcionarán continuamente la energía que necesitas durante el transcurso del día y, francamente, hacen que quemes calorías más rápido en el gimnasio. Sólo debes tener cuidado con qué carbohidratos comes. Ten esto en cuenta: ¡Eres lo que comes!

¿Estás Listo?

Esta sección es la que has estado esperando. A partir de ahora juntamos la mentalidad, motivación y principios que hemos aprendido hasta ahora, y ¡los usaremos para formar tu Nuevo YO!

Un "YO" que está cargado de energía y confianza. Una imagen de salud perfecta que además motiva a cambiar a todos a tu alrededor. Serás una inspiración para otros que quieren verse y sentirse tan maravilloso como tú.

Tú eres lo que comes y al seguir esta fórmula, ¡te verás increíble!

Cuando elabores tus comidas, éstas deben acompañarse con estas sugerencias:

1. Las proteínas animales que consumas deben ser a la parrilla, al horno, a la plancha o al vapor para agregarle sabor. Les puedes agregar limón, ajos, sal marina y pimienta al gusto.

2. Igualmente con los vegetales, estos deben ser sazonados únicamente con una pizca de sal y pimienta, preferiblemente sal marina. Para su preparación pueden ser al vapor o con un poquito de aceite de oliva o de uva.

3. Recuerda que el aderezo para la ensalada debe ser casero. Nada de salsas preparadas. Una idea que puedes utilizar es: vinagre de manzana con aceite de oliva, sal y pimienta al gusto.

4. Es importante consumir agua durante todo el día, aproximadamente 2 vasos de agua con cada comida.

5. Comenzar el día con una taza de agua caliente con medio limón para mover el metabolismo y preparar el cuerpo en la quema de grasa.

6. Para obtener mayores beneficios y calmar nuestra ansiedad de comer demás, empieza el día con una cucharada de semillas de chía (mezclas un vaso de agua con 1 cucharada de semillas de chía y las dejas remojando por 15 minutos antes de beberlo). O puedes reemplazar la chía por linaza en un vasito de agua tibia por lo menos 15 minutos antes del desayuno y repetirlo en la cena.

7. Si eres alérgico a la cafeína, consulta con tu médico o utiliza té verde descafeinado.

* Estas son tan sólo sugerencias, la información proporcionada en este libro es sólo para fines informativos, no es un substituto para el consejo, ya sea de su médico o nutricionista personal. Siempre busque el consejo de su médico u otro proveedor de salud calificado con cualquier pregunta que usted pueda tener respecto a cualquiera que sea su condición médica.

Desayuna como un rey...

"Desayuna como un rey", así dice el viejo refrán... Y aunque muchos saben esto, continúan ignorándolo. No acaban de entender que es la comida más importante del día. Como su nombre bien lo dice, "desayuno" quiere decir que rompemos el ayuno al que sometemos nuestro cuerpo durante toda la noche mientras dormimos. Porque aunque nosotros estemos descansando, nuestros órganos se encuentran trabajando durante todas esas horas, utilizando energía. Entonces si no le damos una buena dosis de combustible en las mañanas, éste hace que el proceso se retrase y es por esto que muchos siempre están buscando bebidas y comidas que les incremente la energía, cuando es tan fácil adquirirla a través de los alimentos.

Muchos piensan que llenarse de tazas de café o comerse una banana o una dona es más que suficiente y a eso le llaman desayuno. Pero en realidad, a las pocas horas, están de nuevo buscando más comida y más cafeína, y preguntándose por qué no pueden rebajar.

Así que vamos a dejar los malos hábitos y a comenzar nuestras mañanas con esta nueva fórmula. ¿Preparados?

Carbohidratos + Proteína + Fibra

Ejemplo: ½ taza de avena + tortilla de huevos + ½ taza de fresas

Recetas Para Desayunar

Ensalada de frutas con yogur griego y nueces

Ingredientes:
1 taza de frutas combinadas como: mango, uvas, fresas, toronja
1/3 de taza de yogur griego o yogur sin sabor o natural
1 puñado de nueces sin sal
1 cucharada de miel de abejas

Preparación: Corta todas las frutas en pedacitos, le agregas el yogur, las nueces y la miel y está listo para servir.

Avena con frutas de temporada

Ingredientes:
½ taza de avena
1/3 taza de claras de huevo
1 taza de agua
1 pizca de canela
1 cucharada de miel de abejas
1 durazno
5 fresas picadas

Preparación: Pon la avena en una olla y le agregas las claras, el agua y la canela. La vas revolviendo hasta que se cocine, más o menos por unos 3 minutos, revolviéndola todo el tiempo. Una vez esté, le agregas la miel de abejas, cortas las frutas, y listo para disfrutar.

Tostadas a la francesa con fresas

Ingredientes:
4 claras de huevo
2 tajadas de pan Ezequiel
1 pizca de canela
6 fresas picadas
1 cucharada de miel de abejas

Preparación: Remoja el pan en las claras de huevo hasta que queden bien empapadas por lado y lado. Luego en un sartén previamente calentado con aceite en aerosol, colocas las rebanadas de pan y las dejas cocinar por unos minutos por lado y lado hasta que se muestren doradas.

Las retiras del fuego, las partes por la mitad le agregas la canela, las fresas picadas y la miel. Listas para disfrutar.

Tortilla de arroz integral con un poco de antioxidantes y una tajada de pan integral de Ezequiel

Ingredientes:
1 huevo entero
3 claras de huevo
Cebolla roja y una rama de apio picado
4 cucharadas de arroz integral
2 cucharadas de salsa fresca
1 tajada de pan integral de Ezequiel
¼ de taza de arándanos

Preparación: Mezcla los huevos con los vegetales y el arroz. En una sartén previamente calentada con aceite en aerosol, viertes la mezcla y luego de unos minutos volteas la tortilla, le bajas el fuego y la tapas hasta que ésta se muestre dorada. Luego la sirves con la salsa fresca por encima y a un lado colocas el pan integral y los arándanos.

Ahora vamos con las meriendas:

Para seguir moviendo el metabolismo es importante comer cada 3 horas. Esto nos ayuda a conservar nuestros niveles de insulina y a mover nuestro metabolismo. Es por esto que es tan importante el no esquivarlas. Así que a continuación te presento la fórmula que debes seguir en las meriendas de la mañana. No temas incluir carbohidratos en esta merienda, ya que tu cuerpo los utiliza como energía.

Carbohidratos + Proteína + Fibra

Ejemplo: ¼ de taza avena cruda + 1 ración de polvo de proteína de vainilla + arándanos

Recetas Para Meriendas de las Mañanas

Queso de requesón o *cottage cheese* con fresas

Ingredientes:
1/3 taza de queso de requesón (*cottagge cheese*)
1 cucharada de semillas de chía
1/3 taza de fresas
1 cucharada de miel de abejas

Preparación: Revuelve el queso y las semillas de chía. Luego le pones las fresas por encima y le agregas un poquito de miel y listo para disfrutar.

Galleta de arroz inflada con mantequilla de almendras o de maní y fresas picadas

Ingredientes:
1 galleta integral de arroz inflada
2 cucharadas de mantequilla de almendras o maní
1 cucharada de miel de abejas
3 fresas picadas

Preparación: Coloca la mantequilla de maní o de almendras, en la galleta de arroz integral y luego le pones las fresas picadas. Le agregas un poco de miel y listo para disfrutar.

***Nota:** Las galletas de arroz inflado también se llaman *rice cakes*. Las venden en los supermercados, son muy bajas en calorías y excelentes para la merienda de la mañana. Si no las consigues, puedes reemplazarlas por un pedazo de pan integral.

Nueces brasileñas con arándanos agrios o cranberries

Ingredientes:
¼ de taza de nueces brasileñas
¼ de taza de arándanos agrios o cranberries

***Nota:** Las nueces brasileñas contienen ácidos grasos poliinsaturados esenciales, principalmente los linoléicos. Contienen vitamina E y aportan otras vitaminas como la A, C y algunas de complejo B, además del selenio, teniendo propiedades antioxidantes. Son excelentes para adelgazar y combatir la ansiedad de comer, ya que son altas en proteínas y grasas buenas.

Ensalada de mango, fresas, yogur griego sin azúcar y nueces

Ingredientes:
½ taza de ensalada de mango con fresas
1/3 de taza de yogur griego sin azúcar
Un puñado de nueces sin sal

Si desayunas como rey, entonces...

Almuerza como un príncipe...

Continuando con el viejo refrán, en el almuerzo no debemos quitar los carbohidratos complejos, ya que estos son una fuente de energía que sigue nutriendo nuestro cuerpo y ayudándolo a mantenerse más tiempo satisfecho. Pero mucho ojo, es importante recordar que debemos ser cuidadosos con las porciones. Esto no quiere decir que nos vamos a comer un plato gigante de comida, sino que vas a usar la moderación. La cantidad apropiada promedio para las mujeres es de ½ taza y para los hombres es de 1 taza, así que la fórmula correcta es:

Carbohidratos + Proteína + Fibra

Ejemplo: ½ taza de arroz integral + pollo a la plancha + vegetales verdes

Recetas Para Almuerzos

Pasta integral con carne de pechuga de pavo molida y vegetales

Ingredientes:
½ taza de pasta integral previamente preparada
6 onzas de pechuga de pavo molida, preparada con tomate, cebolla, pimientos, una pizca de pimienta roja, sal y pimienta negra.
1 taza de brócoli
Tomate y cebolla roja picada
1 cucharada de aceite de uva

Preparación: En una olla pon la pasta, el pavo, 1 cucharada de aceite de uva, cebolla roja picada, 1 taza de brócoli y tomate picado. Sofríes todos los ingredientes a fuego lento y los dejas reposar por unos 5 minutos y listo para disfrutar.

Pechuga de pollo desmenuzado con arroz integral y ensalada pequeña con aguacate

Ingredientes:
5 onzas de pechuga de pollo desmenuzada y preparada con tomate, cebolla, ajo y unas gotas de aceite de uva
½ taza de arroz integral previamente cocinado
2 tazas de lechugas verdes
½ aguacate

Como aderezo:

Ingredientes:
1 cucharada de aceite de uva o de oliva
2 cucharadas de vinagre
Sal y pimienta al gusto

Preparación: Hierves la pechuga de pollo en agua con un poquito de sal, las retiras del fuego y procedes a desmenuzarla. Luego la preparas con tomate, cebolla, ajo y un poquito de aceite de uva. Cuando esté lista la sirves con ½ taza de arroz y con la ensalada de aguacate. Si gustas, también le puedes agregar cebolla roja y tomates.

Ensalada de Quínoa

Ingredientes:
1 taza de quínoa
1 ½ taza de agua
Perejil
Zanahoria
Apio
2 cucharadas de Aceite de oliva
Sal marina a gusto
3 limones
½ taza de almendras picadas
2 taza de arúgula

Preparación: Enjuaga la quínoa con abundante agua antes de cocinar. Ponla en la estufa hasta que hierva. Luego baja a fuego lento hasta que se seque toda el agua. Exprímele un limón para que se vea más consistente. Tarda aproximadamente unos 20 a 25 minutos en cocinarse. Luego retírala del fuego y déjala tapada hasta que se enfrié. Puedes agregar el resto de los vegetales, los 3 limones verdes, el aceite de oliva, rociarle las almendras y agregarle la sal marina al gusto.

***Nota:** Recuerda solamente disfrutar de este rico platillo en los almuerzos y no exceder más de una taza. También le puedes agregar garbanzos o frijoles si no te gustan las almendras.

Pollo a la criolla con camote y espárragos

Ingredientes:
5 onzas de pechuga de pollo
1 tomate
½ cebolla
1 cabeza de ajo
½ papa dulce (camote, batata o boniato)
10 espárragos
Aceite de oliva
Sal marina y pimienta al gusto

Preparación: Prepara la pechuga de pollo a la plancha primero y luego le agregas el guiso que ha sido preparado aparte con cebolla, tomate y ajos. Luego preparas la papa dulce (camote, boniato o batata) en el horno. La cortas en cuadritos y la pones en el horno a 400 grados Farenheit. Le agregas aceite de oliva, sal y pimienta al gusto, y la dejas cocinar por 15 minutos. En una sartén pones un poquito de agua, le agregas 10 espárragos y dejas que el agua se evapore. Luego le agregas a los espárragos un poquito de aceite de oliva, sal, pimienta y dejas que se doren por unos 10 minutos.

***Nota:** Aquí terminamos ya con el consumo de carbohidratos de almidón del día. De aquí en adelante nos concentramos en comer fibra y proteína.

"La Hora Mágica": merienda de la tarde

Es la hora más importante del día. Muchos expertos le llaman "la hora mágica". Me refiero a las 4 de la tarde, que es precisamente cuando se parte el tiempo entre el almuerzo y la cena. Es justamente cuando nuestros niveles de insulina empiezan a descender. Una de las claves para permanecer delgado y no caer en la trampa de las papitas fritas o de las máquinas de dulces es tener una merienda que contenga proteína y fibra, ya que estos dos ingredientes nos ayudan a permanecer más tiempo satisfechos. También nos ayudan a mover el metabolismo y a regular nuestros niveles de insulina, haciendo que cuando llegue el tiempo de cenar podamos hacerlo con moderación, sin desesperación y sin morirnos de hambre.

La fórmula correcta es:

Proteína + Fibra

Ejemplo: Yogur griego sin sabor o yogur natural + frambuesas + 1 cucharadita de miel

Recetas Para Meriendas de las Tardes

Apio con mantequilla de maní hecha en casa y uvas pasas

Ingredientes:
2 varas de apio
1 cucharada de mantequilla de maní
1/8 taza de uvas pasas

Preparación: Corta las varas de apio en cuatro pedazos, luego las rellenas con mantequilla de maní y por encima le agregas las uvas pasas. Listo para disfrutar.

Manzanas con mantequilla de maní hecha en casa

Ingredientes:
1 manzana verde
1 cucharada de mantequilla de maní hecha en casa

Preparación de la mantequilla de maní:
2 tazas de maní sin sal
1 licuadora
1 Horno

Preparación: Coloca el maní en el horno por 15 minutos a una temperatura de 350 grados Farenheit. Luego los retiras por 5 minutos y los pones en la licuadora sin agregarle nada. Los licúas hasta que se pongan cremosos, más o menos por unos 5 minutos y listo. Pones la crema en un envase de vidrio con tapa y a la nevera.

***Nota:** Dependiendo de la potencia de tu licuadora puede tomar un poco más de tiempo, así que ten paciencia y mézclalos hasta que la consistencia sea cremosa.

Humus o crema de garbanzos y vegetales:

Ingredientes:

¼ de taza de crema de garbanzos
1 vara de apio cortada en pedacitos
½ zanahoria cortada en tiritas

Preparación de humus:
Ingredientes:

2 tazas de garbanzos previamente cocinados (puedes utilizar los de lata que sea sin sal)
2 limones verdes
2 dientes de ajo
Sal marina al gusto
2 cucharadas de aceite de oliva

Preparación: Pones todos los ingredientes en un procesador de comida o licuadora, los revuelves por un minuto, hasta que estén cremosos y luego guardas la mezcla en un envase de vidrio.

Como ves, el humus o crema de garbanzos es excelente para las meriendas ya que contiene un alto nivel de proteínas y vitaminas, haciéndolo perfecto para acompañarlo con vegetales.

Nueces surtidas con ½ pera y una taza de té verde o de té de oolong

Ingredientes:
¼ de taza de nueces surtidas sin sal
½ pera
1 taza de té verde o de té de oolong

***Nota:** Recuerda que consumir una fruta sola en la tarde sin proteína lo único que te causa es que tu ansiedad por comer incremente, así es que combínala con proteína para obtener máximos resultados.

Cena como un mendigo...

Esta parte del refrán se refiere a que ya para terminar el día, la cena debe ser liviana. Como pudimos observar, después de almorzar dejamos los carbohidratos de almidón y nos concentramos en comer proteína y fibra, ya que nuestro cuerpo no requiere tanta energía para irnos a dormir. Cuando comemos demás, lo que hacemos es que lo que comemos se convierte en azúcar y de ahí a grasa.

Así es que la fórmula correcta para comer por la noche es:

Proteína + Fibra

Ejemplo: Pescado a la plancha + Brócoli

Recetas Para la Cena

Ensalada de atún con lechugas mixtas y aguacate

Ingredientes:
3 tazas de lechugas mixtas
1 zanahoria rallada
½ pepino verde o cohombro rallado
½ aguacate
½ taza de ensalada de atún preparada con cebolla, apio, 1 cucharada de aceite de uva, sal y pimienta

Como aderezo: 1 cucharada de vinagre de arroz, 1 cucharada de aceite de sésamo, 1 cucharada de miel, sal y pimienta al gusto.

Una tortilla de huevo con espinacas con ensalada de arúgula

Ingredientes:
1 huevo entero
3 claras
Cebolla
Tomate
Champiñones o zetas
Sal y pimienta al gusto
3 tazas de arúgula
Pepino cohombro picado en pedacitos

Preparación: Mezcla los huevos con los vegetales y viértela en una sartén caliente. Déjala hasta que comience a burbujear y luego la volteas. Baja el fuego y tápala por unos minutos hasta que se dore.

Aderezo: Para la ensalada puedes utilizar 1 cucharada de aceite de oliva, 2 cucharadas de vinagre y limón.

***Nota:** Usa tu creatividad y recuerda que en la cena no debes comer carbohidratos de harina aunque sean integrales. Puedes reemplazar las lechugas por cualquier otra ensalada verde de tu preferencia.

Tacos de Pavo al estilo "proteína"

Vamos a utilizar lechugas romanas en lugar de los tacos crujientes.

Ingredientes:
Pechuga de pavo molida o pollo preparada con cebolla, tomate, ajos, sal y pimienta.
3 hojas de lechugas romanas
¼ de salsa fresca o pico de gallo
½ taza de guacamole

Preparación: Una vez cocinas la carne, coloca las lechugas romanas en forma de cama. Agrégale la carne y ponle encima la salsa fresca o pico de gallo, guacamole y listo para disfrutar.

Receta para hacer salsa fresca o pico de gallo:

Ingredientes:
2 tomates
1 cebolla
2 limones
1 diente de ajo
1 racimo de cilantro
Sal marina y pimienta al gusto
1 jalapeño pequeño (si te gusta el picante)

Preparación: Corta todos los tomates, la cebolla, el ajo, jalapeños y el cilantro picado muy fino. Luego exprime los limones y agrega la sal con la pimienta.

Receta para hacer el guacamole:

Ingredientes:
1 aguacate pequeño
Cebolla roja picada
Tomate rojo picado
1 limón
Sal marina al gusto

Preparación: Mezcla todos los ingredientes en un plato hondo y lo sirves de inmediato.

Ceviche de pescado blanco con espárragos y aguacate

Ingredientes:
6 onzas de pescado blanco de tu preferencia
3 limones
Cebolla roja
Cilantro
Sal marina
8 espárragos
1 cucharada de aceite de uva
½ aguacate

Preparación: Corta el pescado en cuadritos y le exprimes los limones. Le agregas la sal y la cebolla roja, lo revuelves, lo tapas y lo pones en la nevera por 15 minutos. Para los espárragos, hiérvelos en una sartén con un poquito de agua hasta que ésta se evapore, agregas el aceite de uva, sal y pimienta al gusto. Sirves el ceviche con el aguacate, los espárragos y listo para disfrutar.

La Merienda final

Algunos de nosotros seguimos con hambre, especialmente si vamos al gimnasio o tenemos un día muy activo, así es que yo recomiendo hacer una comida adicional para seguir moviendo el metabolismo y darle de comer a nuestros músculos mientras dormimos.

La fórmula es:

Proteína
Ejemplo: Un batido de proteína hecho en agua.

Recetas Para la Merienda Final

Batido de proteína

1 ración de polvo de proteína de vainilla
2 tazas de agua

Claras de huevos:

4 claras de huevo

Preparación: Se pueden hervir los huevos y sacarle las yemas o los puedes hacer en la sartén con aceite de aerosol.

Yogur Griego sin sabor con linaza

½ taza de yogur griego sin sabor
1 cucharada de semillas de linaza molidas.

Almendras crudas

15 almendras crudas

***Nota:** Espero que hayas entendido cómo hacer tus combinaciones a la hora de comer. Estos son tan sólo algunos ejemplos con los que puedes guiarte. Recuerda ser creativo y jugar con todos esos deliciosos ingredientes que se encuentran a tu alcance.

¡Y seguimos con nuestra jornada hacia un estilo de vida saludable!

Claro que si en verdad necesitas una mano con más recetas e ideas para tener una vida saludable y feliz te recomiendo que adquieras mi programa de Quemando y Gozando. En éste encontrarás recetas y un programa diseñado con motivación, nutrición, ejercicios y mucho más.

Lo puedes adquirir en **QuemandoyGozando.com**

CAPÍTULO 12

Decisiones Inteligentes

Las tareas pequeñas que te voy a contar, salvaron mis hábitos alimenticios y me hicieron más saludable. Son las que me mantuvieron e hicieron todo más fácil.

Cambiar tu estilo de vida para ponerte más saludable y en forma toma tiempo; es algo para lo cual tienes que estar constantemente preparado.

Comer saludable significa cocinar tus propias comidas a fin de saber completamente lo que estás comiendo. Esto se debe a que en las etapas iniciales para bajar de peso tendrás muchas tentaciones. Esas tentaciones serán tan fuertes que se apoderarán de tu fuerza de voluntad y será difícil ignorarlas.

No quiero desanimarte al decir esto, sino que quiero que seas consciente de la importancia de tomar este paso.

Haz Tiempo Para Bajar de Peso

La mayoría de la gente no tiene mucho tiempo libre en su agenda, pero para que esto funcione, necesitas tener algo de tiempo para preparar los alimentos saludables que vas a comer.

Yo elegí los Domingos por la tarde. Cada Domingo por la tarde cortaba y separaba mis carnes magras (pechuga de pollo, pavo y pescado) en porciones que quería cada día; limpiaba y cortaba las verduras, cocinaba el arroz integral y mezclaba toneladas de lechuga y verduras crudas para hacer ensaladas. También ponía en orden mis meriendas como almendras, manzanas, nueces, brócoli, fresas, entre otros.

Esto funciona porque cuando tenía hambre durante toda la semana, la comida que podía comer estaba ahí lista para mi consumo. No tenía tiempo para preguntarme si iba a hacer trampa.

Empaca tu almuerzo para que no seas tentado por parte de tus compañeros en el trabajo. Cuando se hace todo el trabajo en la preparación de los alimentos frescos y saludables, la parte de comer saludablemente es fácil. Te acostumbrarás a esta rutina y se volverá un hábito, ¡y ése es el punto!

Puede parecer tiempo perdido, pero sacrificar un par de horas el Domingo, te ayudará a obtener el éxito en tu propósito. ¡Haz las cosas fáciles para ti!

El secreto está en prepararse al 100 % a la hora de la comida. Ten comidas y refrigerios preparados en el momento que tengas hambre.

Modifica Tu Experiencia En Los Restaurantes

También necesitas tomar decisiones inteligentes cuando vas a comer afuera. No aconsejo a la gente a que salga a comer afuera durante los primeros 21 días de sus nuevos hábitos alimenticios, ya que es difícil elegir la comida saludable cuando todavía estás aprendiendo a escoger las mejores opciones.

Sin embargo, sé que los restaurantes son parte de nuestras vidas, así es que usa estos consejos cuando salgas a comer fuera.

Ordena pollo asado, a la parrilla u horneado. Nunca pidas alimentos fritos. Ordena vegetales, una ensalada con un poco de aceite y vinagre al lado (¡siempre al lado!). No tomes alcohol, sodas o jugos. Ordena siempre agua fría.

No tengas miedo de pedir al mesero que modifique tu comida según tus preferencias saludables. En la mayoría de restaurantes no les importa y normalmente es una solución rápida para el chef.

¡Ah! Y cuando te sientes dile al mesero, "¡No traigas pan, por favor!" Este es un truco que utilizan los restaurantes para hacer que tu insulina suba y quieras acabar comiéndote el restaurante entero.

Escoge bien los acompañantes.

Muchas veces escogemos un plato principal saludable como una carne blanca al horno, al vapor, a la parrilla o a la plancha, pero terminamos arruinándolo todo cuando ordenamos patatas fritas como acompañante. Necesitamos ser inteligentes cuando se trata de escoger acompañantes.

Muchos restaurantes ofrecen alternativas saludables como espárragos, brócoli o calabacín. Algunos hasta ofrecen una mezcla de vegetales al vapor que son deliciosos. Cuando se te presente la oportunidad, escoge los vegetales.

Para el desayuno y almuerzo, busca en el menú palabras como: integral, granos (multi-cereales), fibra, centeno, cebada, quínoa, arroz salvaje e integral, alforfón y germen de trigo.

Come como un niño. Uno de los principales problemas de comer en restaurantes es que las porciones son demasiado grandes. Ante esto, tienes varias opciones. Primero, ve si puedes ordenar una porción más pequeña. Pero si no hay otra alternativa, ésta es la solución:

Ordena un aperitivo del menú de los niños. Puede que pienses que es tonto ordenar una porción para niños, pero la mayoría de las veces es lo que te salvará de comer calorías extras. Además, serás el que se ría finalmente cuando te mires al espejo y te veas espectacular porque supiste escoger.

Otra opción es encontrar con quien compartir el mismo plato. Mi esposo y yo lo hacemos constantemente. Si estás decidido por algo en específico y que nadie más quiere, pídele al mesero que sólo traiga la mitad de la porción y que ponga el resto para llevar. ¡No sólo evitarás comer demás, sino que tendrás el almuerzo del día siguiente!

Si sigues estos consejos, podrás mantener tu vida social, disfrutar de una noche en un restaurante, y verte bien.

No es tan difícil ¿verdad? Si sigues estas nuevas estrategias, harán una ¡GRAN diferencia!

CAPÍTULO 13

Mantente Activo

Vamos a ser totalmente honestos. No hay razón para andar con rodeos sobre la realidad. El comer sano te hace rebajar, pero para vernos realmente bien... ¡Tenemos que hacer ejercicios!

Nuestros cuerpos fueron diseñados para estar siempre activos y en constante movimiento. No para estar sentados viendo la televisión o en un escritorio frente a una computadora. Por lo que, cuando no lo activamos, pagamos las consecuencias. Cuando le damos un entrenamiento a nuestro cuerpo, él nos recompensa. Nos ayuda a eliminar las toxinas, alivia el estrés y mejora nuestro humor.

Y en esto, no estoy dando sólo mi opinión, ¡es un hecho científico! Al hacer ejercicios nuestro cuerpo libera químicos llamados endorfinas. Estos químicos interactúan con los receptores de nuestros cerebros para provocarnos sensaciones de felicidad en nuestro cuerpo.

Son sensaciones tan poderosas que la euforia que nos hace sentir el ejercicio ¡ha sido descrita como la que proporciona la morfina! La diferencia es que esta sensación no trae efectos secundarios o adicciones como la morfina, sólo una visión distinta ante la vida y una confianza renovada en nosotros mismos.

La sensación es tan increíble, que pensarías que habría que convencer a la gente para que no lo haga. Sin embargo, siempre nos descarrilamos y terminamos con la misma vida sedentaria de antes.

¿Por qué sucede esto?

Bueno, en gran parte, esto tiene que ver con la mala información que leemos a diario. Cuando escuchamos la palabra "ejercicio", pensamos en los físicos culturistas levantando pesas en el gimnasio o en los corredores que hacen horas de ejercicios en la caminadora, y nos dicen que así tenemos que hacerlo. Nos aseguran que si queremos ver resultados, tenemos que trabajar arduamente.

Las fotos que las revistas publican de gente ejercitándose se ven más como bajo una tortura que como algo que podríamos incluir en nuestro día a día. Porque mientras están ocupados llenando sus revistas con rutinas espeluznantes, se les olvida que lo más importante para lograr las metas, ¡es la diversión!

Hacer ejercicios debería ser divertido, algo que deseamos hacer. Es el tiempo que te tomas para ocuparte de ti mismo y olvidarte de todo lo demás. Mientras más lo disfrutes, más motivado estarás y más fácil se harán tus entrenamientos.

No importa en qué nivel estás comenzando. No estás aquí para competir con Juan Bíceps o Juanita Corre-mucho, ya que si sigues sus rutinas te pueden llevar al fracaso.

Tienes que descubrir lo que a ti te gusta practicar. Todos tenemos personalidades distintas. A todos nos gustan cosas diferentes. Pero no importa lo que hagamos, siempre y cuando nuestros músculos estén activos, bombeando nuestra sangre, mejorando cada día, y sobre todo, que disfrutemos de nuestro ejercicio sin verlo como un castigo.

Quizás a ti te gusta salir y socializar, por eso podrías ir al gimnasio y compartir con tus amigos. Está bien. A lo mejor eres más amante de la naturaleza y el aire fresco, y prefieres caminar o trotar en el parque. Excelente idea. Tal vez prefieres estar en casa haciendo tus ejercicios frente a la televisión mientras ves tu programa favorito. No importa. Haz los ejercicios que prefieras, ¡pero hazlos! Ya que es lo que te dará los mejores resultados en el menor tiempo.

Personalmente, no importa donde esté, necesito escuchar música. En la casa, pongo la música a todo volumen y si estoy en el gimnasio o caminando, llevo mi iPod. El escuchar mis canciones favoritas me da el impulso para disfrutar de mi entrenamiento sin pensar en lo que en realidad estoy haciendo. El tiempo pasa rápido y cuando me doy cuenta, ¡ya hice los ejercicios del día!

Así es que enfócate en divertirte. Consigue la rutina que más te guste, no importa la que escojas. ¡No hay razón para ser infeliz mientras haces ejercicios! Estás aquí para ponerte en forma y ser saludable. Nadie te está obligando, pero lo estás haciendo para verte y sentirte bien, diviértete y deja que las endorfinas fluyan por tu cuerpo.

La actividad que hagas depende de ti. Como dije antes, se trata de que hagas lo que más te guste. Puedes salir a caminar o a trotar. Puedes correr sobre la caminadora o ir a nadar en la piscina.

No importa lo que elijas, lo importante es hacer algo que te divierta y te haga salir del sedentarismo en el que has vivido por años y no te ha dejado adelgazar.

Es tan simple como empezar con estos pequeños detalles en tu vida diaria, para que puedas lograr ese ¡gran impacto! Por ejemplo: toma las escaleras en vez del ascensor. Estaciona tu automóvil más lejos de lo que acostumbras cuando vas de comprar. Camina a lugares cercanos en vez de conducir o monta en bicicleta con tus hijos en lugar de mirarlos como ellos lo hacen.

Si le preguntas a la mayoría de las personas, esto ni siquiera es considerado como ejercicio. Esto es sólo cuestión de elegir una alternativa saludable en vez de la más fácil o simplemente, de quedarse en la rutina. Puede parecer insuficiente o una pérdida de tiempo, pero confía en mí. Haz estos pequeños cambios diariamente y verás los resultados.

Encuentra Un Compañero Para Ejercitarte

A veces comenzar una actividad física puede ser aburrido si lo hacemos por nuestra propia cuenta. En mi experiencia, descubrí que si tienes un compañero de entrenamiento, será más probable comprometerse a ir a un gimnasio. Un compañero de entrenamiento es alguien que puede hacerte responsable, como tú lo harás también con él o ella.

Aun cuando no quieras ir a entrenar, el saber que alguien te está esperando, tal vez a regañadientes, te hará moverte y salir de tu zona de comodidad. Por supuesto, una vez estés allí, te alegrarás de que te ayuden en tu propósito. Además, un compañero de entrenamiento es también una competencia amistosa.

Quizás algunos de ustedes no quieran inscribirse en un gimnasio. Durante los primeros meses en que alguien comienza con una rutina de ejercicios, recomiendo ir a un gimnasio. Es un lugar donde se puede obtener la inspiración para perder peso y estar saludable.

Además, seamos honestos, si no has hecho ejercicios en años, ¿realmente te vas a motivar a hacer ejercicio en tu casa?

Es muy poco frecuente que una persona haga ejercicios sabiendo que su programa favorito de televisión está a punto de comenzar. En promedio, una membresía en un gimnasio vale a diario lo mismo que una persona puede gastar en café, una dona o una barra de chocolate.

Tu salud vale la pena y sé que te alegrarás de haber realizado esta inversión. Nunca vas a cambiar nada, si no te propones realmente a hacerlo.

Una vez que hayas comenzado tu rutina en un gimnasio, no tengas miedo de mezclar un poco los ejercicios. Tu cuerpo responderá mejor a la variedad. Ve a una clase de bicicleta (spinning) o trae a un amigo a kick boxing. Ambas actividades ofrecen un gran ejercicio cardiovascular, así como ayudan a fortalecer los músculos.

A estas alturas, ya deberías estar experimentando y viendo cambios, y te darás cuenta lo importante que es cambiar los malos hábitos por buenos para obtener resultados.

CAPÍTULO 14

Cómo Hacer De Esto Una Transformación De Vida Permanente

¡Felicitaciones, por querer ser más saludable y feliz! El hecho de que leíste todo este libro, me demuestra que de verdad tienes la motivación necesaria para hacer cambios increíbles en tu vida y tu cuerpo. Y como sé que lo lograrás, quiero decirte algo más.

Una vez que comiences a poner en acción todo lo que he compartido contigo, te aseguro que las libras comenzarán a desaparecer, te sentirás más saludable y te verás de maravilla.

Serás un ejemplo de inspiración para otros. Muchos no creerán lo bien que te ves y les servirás como motivación para que ellos también puedan iniciar su jornada hacia su Nuevo Yo.

Esto no termina aquí. Ahora es cuando tienes que mantener en coordinación a tu mente y tu cuerpo. Este primer paso que has dado, ha creado el escenario perfecto para perder peso de forma rápida y fácil.

Ahora, puedes perder finalmente todas esas libras y medidas no deseadas más fácil que nunca.

Ya comenzaste a crear el impulso. Has tomado esos primeros pasos tan importantes. Has terminado con el trabajo difícil, ahora es el momento de premiarte.

Premiarte con lo que ves en la balanza, y más importante, en el espejo. Ese premio te espera en **QuemandoYGozando.com**, mi sistema completo de información, que utilicé para perder 50 libras en 90 días, ¡y me ha mantenido por más de 5 largos años!

Quemando Y Gozando es el próximo paso que debes tomar en este recorrido. Este sistema ya ha funcionado para miles de personas, permitiéndoles obtener increíbles transformaciones en poco tiempo, y sé que cuando entres a **QuemandoYGozando.com**. ¡Finalmente podrás obtener el cuerpo que siempre has deseado!

Testimonios

Historias de Transformación

Para que estés más convencido aún de que esta transformación a un "Nuevo Yo" no es sólo mi historia, he querido compartir contigo algunos testimonios de personas como tú, que también estuvieron en un momento tristes, desesperadas y desmoralizadas con sus cuerpos, su salud y sus vidas. Pero que aceptaron el reto, lo tomaron en serio y lograron cambios radicales.

Estas son algunas de las historias de éxito que mis clientes me han enviado. Revísalas para que busques inspiración, y para que veas que es posible lograrlo si sigues este plan.

Quiero recordarte, que estos son algunos de mis clientes más motivados y disciplinados. Puedes lograr cambios increíbles y obtener resultados óptimos si sigues el plan de alimentación y el programa de ejercicios, pero si no pones de tu parte y haces el programa como está diseñado, los resultados pueden variar. Así es que he puesto estas historias para inspirarte y para que entiendas que los resultados no se consiguen como por arte de magia si no hay un esfuerzo. Te aseguro que si te das la oportunidad de cambiar tu alimentación y tus rutinas de ejercicio con este plan que te ofrezco, obtendrás resultados increíbles que se quedarán contigo para siempre.

Damira - Clienta de QuemandoYGozando.com

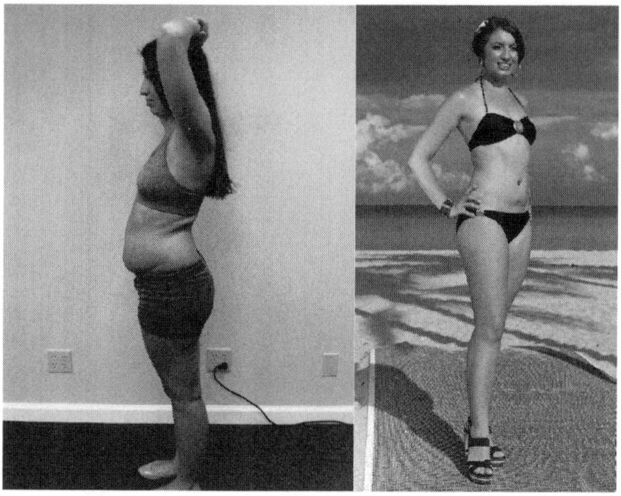

"Cuando estaba con mi sobrepeso, me sentía muy mal conmigo misma. Cada vez que me miraba al espejo, lloraba de la depresión que sentía. Es un sentimiento inexplicable. Me sentía gorda, fea, poco atractiva... Pienso que es muy difícil para nosotras las mujeres cuando nos sentimos así.

Siempre estaba triste y no quería ir a ningún lugar. Me sentía pesada, no quería comprar ropa nueva porque me sentía frustrada con mi talla. Fue una etapa muy deprimente.

No estaba saludable y me sentía horrible conmigo misma. Pero ahora me siento fabulosa. Perdí 24 libras y luzco súper atractiva y sexy."

* Los resultados varían de acuerdo a cada persona.

Oswaldo – Cliente de QuemandoYGozando.com

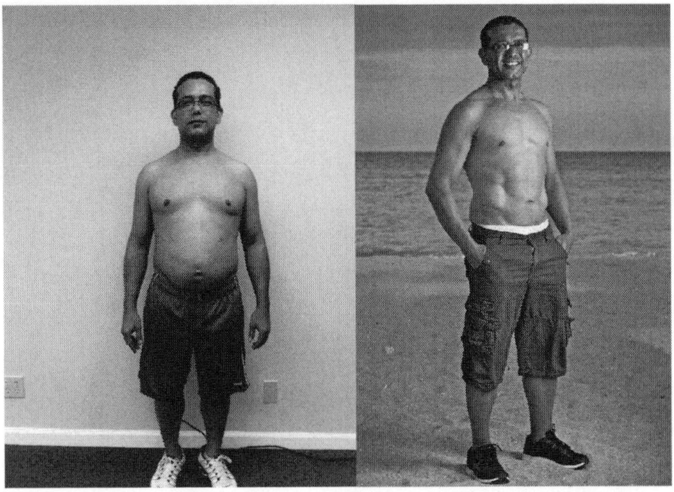

"Un día, me saqué una foto con mi teléfono y cuando la vi me dije: esto tiene que parar! ¡Tengo que hacer algo ya! ¡Tengo que cambiar mi vida y tomar control de mi salud!

Ahora, mi vida es diferente. Tengo un trabajo nuevo y estoy empezando una etapa nueva en mi vida. Veo todo de una manera más positiva y definitivamente he vuelto a nacer.

Perdí 22 libras, y éste es el nuevo Oswaldo. Si yo pude hacerlo tú también"

* Los resultados varían de acuerdo a cada persona.

Dree – Clienta de QuemandoYGozando.com

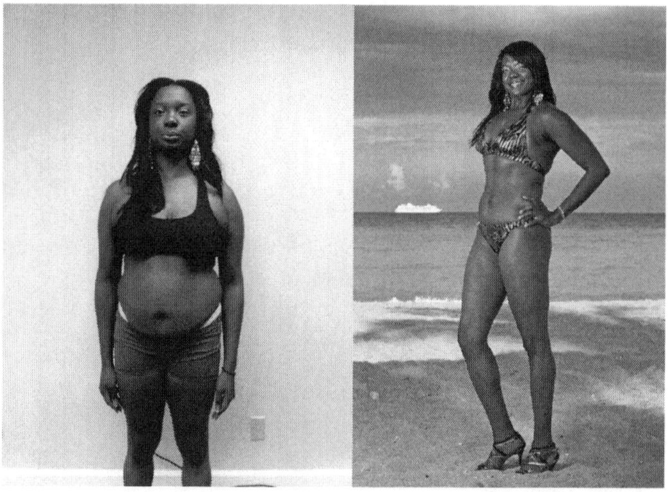

"Mi nombre es Dree, tengo 34 años y soy de Charleston, SC.

He vivido durante dos años en Miami y aunque me gusta ir a South Beach, nunca había estado en la playa y menos me había puesto un bikini por mi sobrepeso.

En Enero de este año decidí cambiar mi vida y tomar control de mi salud. He perdido 25 libras y si yo lo hice tú también puedes hacerlo".

* Los resultados varían de acuerdo a cada persona.

Rene – Cliente de QuemandoYGozando.com

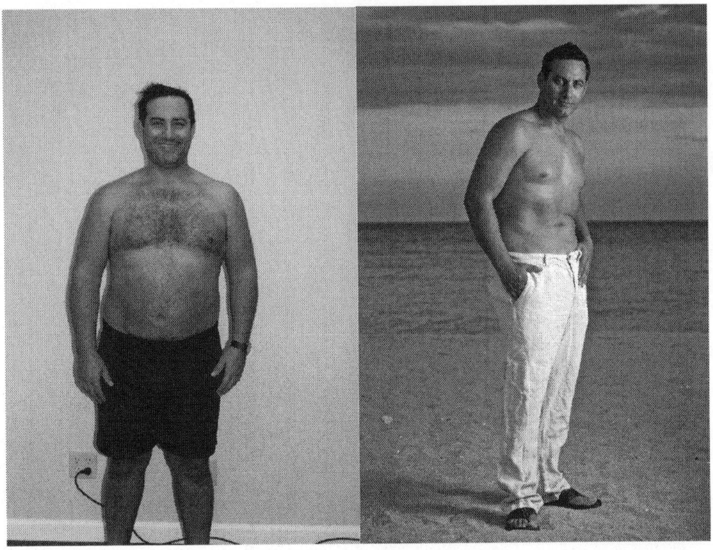

"De ser un joven actor, soltero a mis 30 años, viajando el mundo, viviendo en Los Ángeles y en Nueva York, haciendo películas en Hollywood y espectáculos de Broadway, ahora soy un papá orgulloso de mis hijos gemelos de 4 ½ años y medio.

Siempre había sido muy delgado, pero cuando mis gemelos nacieron, vinieron prematuros y estuvieron en el hospital por 2 meses y medio. Esto cambió mi vida por completo. Empecé a enfocarme en salvarles la vida a mis hijos y no me di cuenta de cuánto eso estaba afectando mi vida personal, al punto que me olvidé de mí.

En cuatro años, tenía entre 40 y 50 libras de sobrepeso, que me alejaron por completo de mi carrera como actor.

Estaba muy contento de ser papá, pero conmigo mismo me sentía infeliz. En este momento tomé la decisión de hacer algo al respecto, perder peso y recuperar mi carrera como actor.

Ingrid y su programa me motivó a no sentirme obligado, sino a querer hacer este cambio en mi vida, y lo hice.

Perdí 40 libras y ahora estoy de nuevo recuperando mi carrera y mi vida, me siento súper bien. Ahora no hay nadie que pueda detenerme. Tú puedes hacerlo también.

El reto es que tú lo hagas y recuperes tú vida también".

* Los resultados varían de acuerdo a cada persona.

Thisby – Clienta de QuemandoYGozando.com

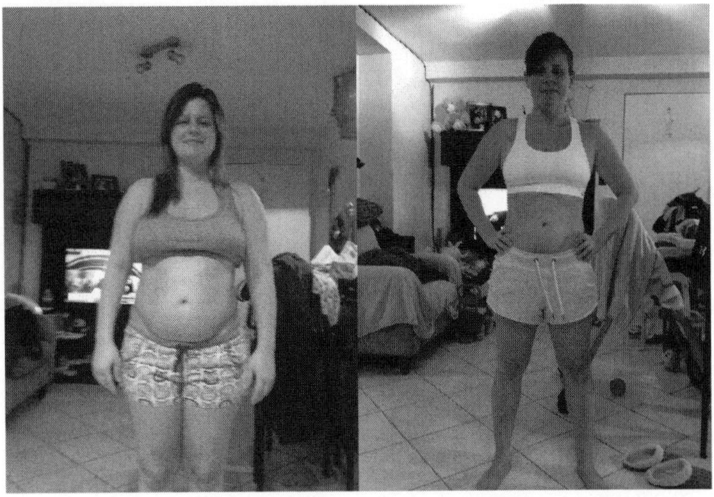

Cuando comencé el reto, lo hice sin ninguna expectativa, porque simplemente ninguna dieta me había funcionado.

Acababa de dar a luz hacía seis meses y pensaba que poco a poco iba a ir adelgazando. No hacía ejercicios porque "no tenía tiempo". Hasta que un día vi una foto que publicaron de mí, y fue cuando me di cuenta que si no hacía algo al respecto, jamás iba a adelgazar.

Ese día decidí darle una oportunidad a este programa. Vi que se comía rico y que no requería de mucho esfuerzo.

Lo hice día por día, y cuando me di cuenta, ya habían pasado los 21 días y el primer cambio fue muy bueno. No tanto de peso, si no de talla. Así es que continué y cuando pasaron los 90 días, vi que adelgacé 6 tallas de ropa. ¡No lo podía creer!

Ahora, me siento hermosa, llena de vida, fuerte y sobre todo ¡SALUDABLE! Cuando comencé el programa, lo hice para encontrar a la Thisby que algún día fui. ¡Resulta que encontré una mejor!

* Los resultados varían de acuerdo a cada persona.

Otra Cliente de QuemandoYGozando.com

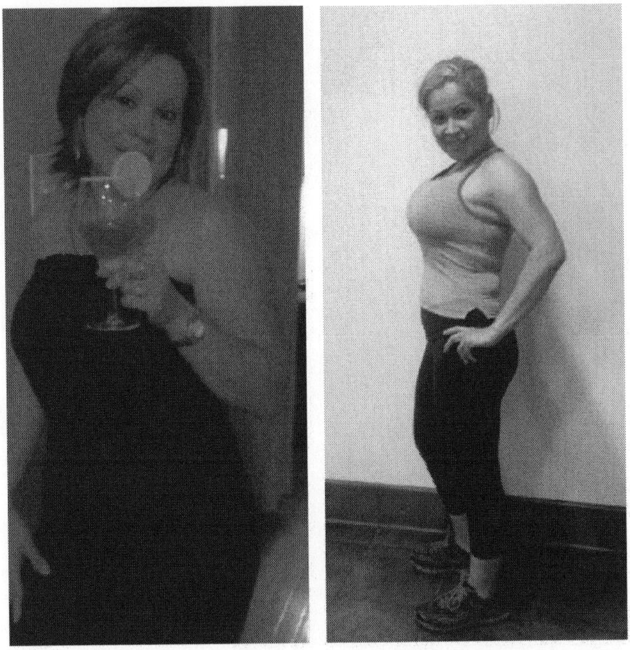

"Al ver estas fotografías lo único que te puedo decir es ¡gracias Ingrid por cambiar mi vida! Claro que sí, en todo momento siempre hablo de ti. Te llevo como un ejemplo de perseverancia y ayuda para todas las mujeres"

* Los resultados varían de acuerdo a cada persona.

Otra Cliente de QuemandoYGozando.com

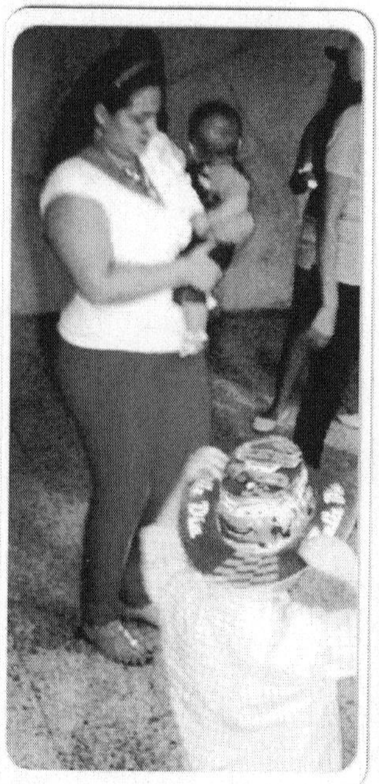

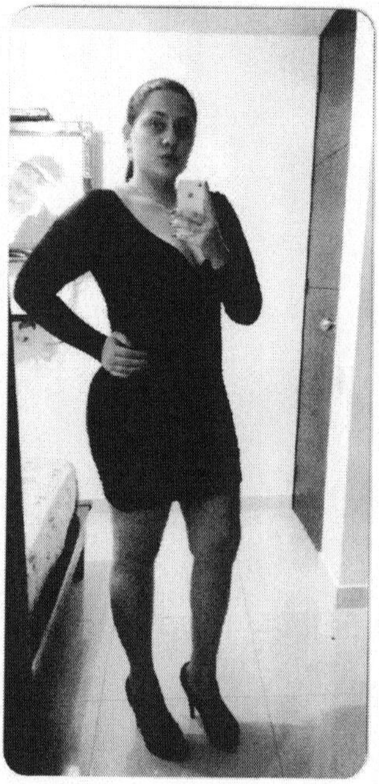

"Yo también le doy gracias a Dios por conocerte y ponerte en mi camino, gracias por enseñarme a vivir saludable, gracias por motivarme, gracias por ser mi ejemplo.

Aquí te mando mi foto de antes y después, perdí 12 kilos en 3 meses y pasé de una talla 14 a una 9. Aún sigo en mi proceso y continúo bajando. Te mando un abrazo enorme, eres mi maestra, mi ejemplo, ¡TE QUIERO! "

* Los resultados varían de acuerdo a cada persona.

Acerca de la Autora

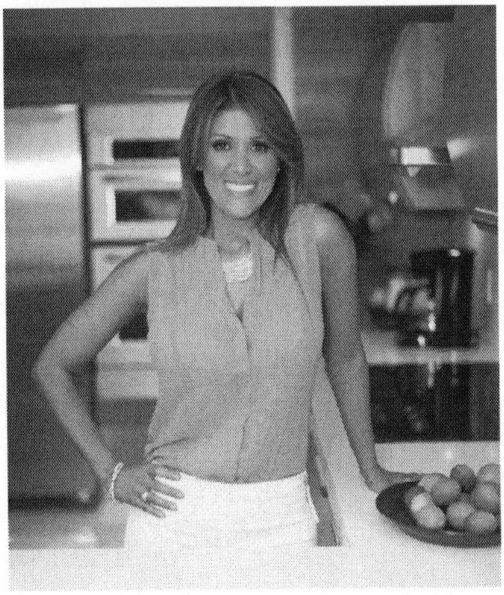

Antes de inspirar a otros a cambiar sus vidas, primero hay que cambiar nuestra propia vida. Ingrid Macher no le tuvo miedo al cambio.

Nacida en la ciudad de Bogotá, Colombia, Ingrid llegó a los Estados Unidos en busca de una mejor vida. Ahora, esta latina, esposa y madre de dos niñas, está ayudando a personas alrededor del mundo a mejorar su calidad de vida.

Después de luchar con su peso y resucitar en una sala de emergencia en donde casi pierde la vida con siete meses de su segundo embarazo, por un terrible ataque de asma, Ingrid se dio a la tarea de tomar control de su salud. Desarrolló un sistema divertido, efectivo y práctico para perder peso, que le permitió perder 50 libras en 90 días. Este sistema la ayudó a curarse de su asma y dejar los medicamentos, le dio la energía y la confianza en sí misma que ella tanto anhelaba. Después de ver que sus clientes, madres ocupadas, adolescentes con sobrepeso y hasta un actor de telenovelas y películas de Hollywood, obtuvieron resultados similares, Ingrid supo que había descubierto algo muy especial. Así es que compartir sus conocimientos con la mayor cantidad de personas posible se convirtió en su misión de vida.

Estudió Comunicación Social y Publicidad en la Universidad del Sagrado Corazón en Santurce, Puerto Rico, pero encontró su verdadera vocación a través de su propia experiencia.

Como entrenadora de salud holística (The Institute of Integrative Nutrition IIN) y entrenadora personal (World Fitness Association), es indiscutible que Ingrid es una mujer con credenciales. Pero lo que hace que esta experta en salud y aptitud física sea diferente a los demás, es su increíble habilidad de motivar a otras personas a alcanzar sus sueños.

Cuando Ingrid habla, la gente escucha y, ¡últimamente ha hablado mucho! Se ha destacado en EL NUEVO HERALD, FOX International, MSN, Sirius XM Radio y decenas de medios de comunicación. Es invitada habitual en Telemundo y CNN, donde ha sido denominada como "la nueva gurú de la dieta que descubrió el método que ha revolucionado el mundo de la salud".

Sus artículos han recibido excelentes críticas y se publican semanalmente en páginas tan importantes como: MamasLatinas.com y Huffington Post. También se pueden encontrar en revistas como "Miami Shoot Magazine", "Latina Magazine", "Gal Time" y muchas otras publicaciones tanto en línea como impresas.

Su canal de YouTube ha roto records de sintonía con más de 9 millones de visitas, en tan solo nueve meses. Más de 200.000 suscriptores esperan con ansias su próximo artículo. Más de un millón de fanáticos en Facebook muestran su gratitud por los consejos que reciben sobre nutrición y aptitud física, los cuales han ayudado a muchos a mejorar su estilo de vida saludable.

Después de haber difundido su mensaje a millones de personas, muchos considerarían su misión cumplida. Pero Ingrid no se detiene. Ella continúa manifestando la misma motivación que le ha permitido obtener tanto éxito, en tan poco tiempo. Esa misma energía que les transmite a sus clientes para que ellos también obtengan resultados increíbles. Todo esto, motiva a Ingrid a seguir trabajando fuertemente para que no sólo sus clientes, sino todas las personas que estén en busca de una mejor vida puedan ser más saludables y felices.

La puedes encontrar a través de:
Facebook: http://facebook.com/Adelgaza20
Su Blog: http://Adelgaza20.com/
Twitter: http://twitter.com/Adelgaza20
Instagram: http://Instagram.com/Adelgaza20
Youtube: http://Youtube.com/QuemandoYGozando

Y en su programa que abarca todo lo que necesitas:
http://QuemandoYGozando.com/

12588668R00143

Made in the USA
San Bernardino, CA
21 June 2014